U0692488

医学基础实验教程

形态学分册

主　编　李旭升
副主编　应志国　朱祖明　余文富

浙江大學出版社

图书在版编目(CIP)数据

医学基础实验教程.形态学分册 / 李旭升主编.—杭州：
浙江大学出版社,2009.3(2021.12 重印)
ISBN 978-7-308-06629-7

Ⅰ.医… Ⅱ.李… Ⅲ.人体形态学—实验—高等学校：
技术学校—教材 Ⅳ.R-33

中国版本图书馆 CIP 数据核字(2009)第 026695 号

医学基础实验教程(形态学分册)

主　　编　李旭升
副主编　　应志国　朱祖明　余文富

责任编辑	石国华	
文字编辑	张　鸽	
封面设计	俞亚彤	
出版发行	浙江大学出版社	
	（杭州市天目山路 148 号　邮政编码 310007）	
	（网址：http://www.zjupress.com）	
排　　版	杭州星云光电图文制作有限公司	
印　　刷	广东虎彩云印刷有限公司绍兴分公司	
开　　本	787mm×960mm　1/16	
印　　张	6	
字　　数	111 千	
版 印 次	2009 年 3 月第 1 版　2021 年 12 月第 10 次印刷	
书　　号	ISBN 978-7-308-06629-7	
定　　价	20.00 元	

医学基础实验教程(形态学分册)
编 委 会 名 单

主　编　李旭升

副主编　应志国　朱祖明　余文富

编　委　（以姓氏笔画为序）

丁明星　　　金华职业技术学院

朱祖明　　　浙江医学高等专科学校

李旭升　　　金华职业技术学院

余文富　　　衢州职业技术学院

应志国　　　宁波天一职业技术学院

胡　勇　　　金华职业技术学院

倪晶晶　　　宁波天一职业技术学院

徐忠勇　　　衢州职业技术学院

董振伟　　　浙江医学高等专科学校

前　言

正常人体形态学是研究正常人体形态结构、位置关系及其发生发展的科学,内容包括人体解剖学、组织学和胚胎学,属于生物学科中的形态学范畴。

正常人体形态学实验教学主要让学生通过观察大体标本、模型、挂图和组织切片等,加强理论和实际的联系,巩固和丰富所学的理论;同时通过实验教学引导学生主动地、独立地开展学习,提高学生观察、分析、综合和解决问题的能力,并培养学生科学的思维方法和严谨的科学作风,以达到培养"实用型、复合型"人才的目标。

因此,本书的编写体现以下原则:①保证内容的准确性和实用性,克服内容偏深、偏难甚至偏离培养目标的倾向。②满足在护理从业中对正常人体形态知识的需要,以必需为准,实用为先,突出护理岗位日常使用的活体解剖学内容。③支持相关学科对正常人体形态基本理论、基本知识和基本技能的需要。④突出实验要点,精简与理论教材间的重复性内容。此外,在本书的最后附有填图、绘图实验练习,组织学实验报告以镜下绘图为主,解剖学实验报告以填图为主。

本书是浙江省高等教育重点建设教材,主要供高职高专护理专业学生使用,也可供助产、医学检验、医学影像技术、康复治疗技术等相关专业学生使用。

由于编者的知识和编写能力有限,本教程难免有缺点和错误,欢迎老师和同学们批评指正。

编　者
2009 年 3 月

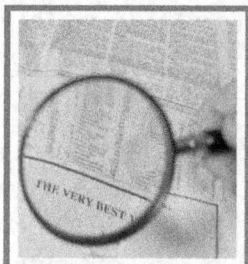

目录

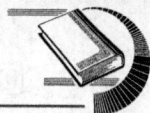

绪 论

一、正常人体形态学实验方法

正常人体形态学属于医学科学中形态学科的范畴,以人体形态结构、发生发展及其与功能的关系为观察研究的主要目标。正常人体形学态包含人体解剖学、组织学和胚胎学。

实验前,必须先复习理论内容,并预习实验教程,带实验教程、削好的铅笔(普通HB铅笔和红蓝铅笔)、橡皮、尺子等。实验结束,上交实验报告,将实验物品放回原处,并把实验室整理干净后,方能离开实验室。

人体解剖实验时,按实验内容要求观察示教标本、陈列标本、模型,并结合活体确认结构,完成实验报告,可在老师指导下自己绘制一些简图。组织学实验课主要内容为观察组织和器官的切片。切片按实验要求分三种,即示教切片、观察切片、观察并绘图切片,学生应在老师指导下,集中注意力,独立、有序地观察组织切片。先用肉眼观察切片的一般轮廓、形态和染色的情况,再用低倍镜了解组织切片的全貌、层次、部位关系,最后用高倍镜观察。然而,高倍镜下观察只是局部的放大,应重视低倍镜下的观察,切勿在放置切片后立即用高倍镜观察。绘图是一项重要的基本技能训练,绘图能加深对所学知识的理解和记忆。绘图必须实事求是,看到什么内容就绘什么内容,要注意各种结构之间的大小比例、位置及颜色,正确地反映镜下所见,不能凭记忆或照图谱摹画。绘图过程中注意用相应的彩色笔,如在观察 HE 染色切片时,可用蓝色笔绘细胞核,红色笔绘细胞质。绘好图后,将各种结构引出标线,用普通 HB 铅笔标明内容,标线要平行整齐。

二、切片的制作过程及 HE 染色法

(一)切片的制作过程

取材与固定、脱水透明、浸蜡包埋、切片与贴片、脱蜡染色、脱水透明、封固。

(二)HE 染色法

最常用的染色法是苏木精和伊红染色(简称 HE 染色),以增加组织细胞结构各部分的色彩差异,利于观察。苏木精(Hematoxylin,H)是一种碱性染料,可将细胞

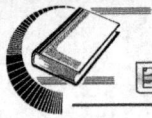

核和细胞内核糖体染成蓝紫色,被碱性染料染色的结构具有嗜碱性。伊红(Eosin,E)是一种酸性染料,能将细胞质染成红色或淡红色,被酸性染料染色的结构具有嗜酸性。对碱性染料和酸性染料亲和力都不强的物质,称为中性物质。细胞内被染成蓝色、红色和呈淡色的颗粒分别称为嗜碱性颗粒、嗜酸性颗粒和中性颗粒。

三、光学显微镜的结构和使用

(一)光学显微镜的结构

普通光学显微镜分机械和光学两部分(见下图)。机械部分:镜筒、镜臂、载物台、粗细螺旋调节器(粗细调节器)、旋转器。光学部分:目镜、物镜、聚光器、光源。

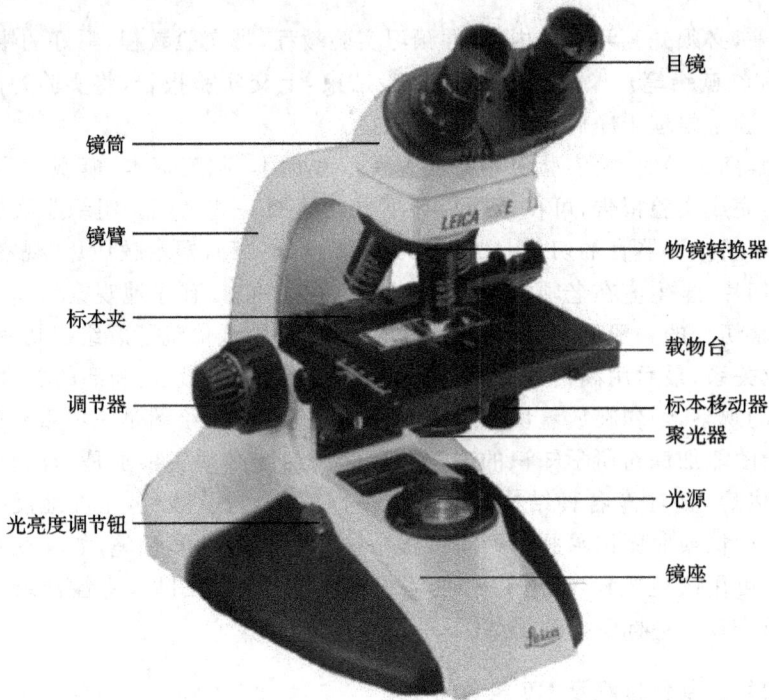

显微镜结构图

(二)光学显微镜的使用方法

1.取镜

取镜时,右手握住镜臂,左手托住底座。放置于实验台上时,应将镜臂朝向观察者自己,离实验台边沿约5cm,便于观察。

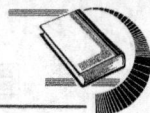

2.对光

调节物镜转换器将低倍镜(10×)转至与镜筒、目镜在一条线上,此时可听到"咔"的一声轻响。倾斜镜臂,把显微镜调到比较适合观察的角度,双眼对准目镜,打开聚光器底部光圈,调节聚光器,使视野的亮度适宜,双眼通过目镜观察,调节目镜间距,直到双眼看到一共同视野为准。若镜头模糊不清,只能用擦镜纸擦去油污,严禁用手指、手帕或粗纸擦抹,以免磨损镜头;其余部分可用绸绢擦净。

3.低倍镜的使用

取出切片,认清标本的名称和片号,肉眼观察标本的颜色、大小和轮廓;放置标本,将要观察的切片放在载物台上,盖玻片朝上(否则使用高倍镜时不但看不清物像,而且容易把切片压碎),用标本夹将切片固定,调节前后和左右推进器,把标本移至透光孔。抬高镜筒,首先旋转粗螺旋调节器,当视野中出现物像时,再改用细螺旋调节器慢慢调节至看清物像。

4.高倍镜的使用

需要用高倍镜(40×)观察的结构,须在低倍镜下找到物像移到视野中央,然后再转换成高倍镜,同时调节细螺旋调节器,直至看清物像。

5.油镜的使用

高倍镜观察后仍需放大时,先抬高镜筒,调节旋转器转换成油镜(100×)。然后在切片上滴加一滴镜油,下降镜筒,侧面观察使油镜镜头直接与油滴接触。再调节细螺旋调节器,直至看清物像。观察结束后,须用二甲苯擦拭干净镜头与切片。

6.显微镜的存放

观察完毕后将镜筒升起,取下标本按号放入标本盒内,将物镜镜头叉开,下降镜筒,直立镜臂,把镜体各部擦拭干净后,将显微镜放入镜箱内。

(李旭升　胡　勇)

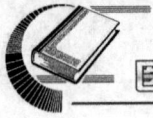

实验一　上皮组织

【实验目的与要求】

1.掌握上皮组织的一般形态结构特点。

2.掌握各种被覆上皮的形态结构特点。

3.了解腺上皮的结构特点。

【实验材料】

1.蛙肠系膜铺片。

2.甲状腺切片。

3.小肠切片。

4.气管横切片。

5.食管横切片。

6.膀胱壁切片。

7.下颌下腺切片。

【实验内容与方法】

一、示教

1.单层扁平上皮(表面观):蛙肠系膜铺片(特殊染色)。

2.单层立方上皮:甲状腺切片(特殊染色)。

3.变移上皮:膀胱壁切片(HE染色)。

4.腺上皮:下颌下腺切片(HE染色)。

二、观察

(一)假复层纤毛柱状上皮(气管横切片,HE染色)

1.肉眼观察:气管横切面呈环形,靠近管腔面染成紫蓝色的部分是气管的上皮。

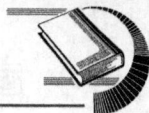

2.低倍观察:气管的上皮细胞排列紧密,各类细胞的细胞核高低不一,不在同一平面上。选一段结构清晰的上皮,移至视野中央,换高倍镜观察。

3.高倍观察:假复层纤毛柱状上皮中的柱状细胞、梭形细胞和锥形细胞的界限不清晰,以柱状细胞最多,细胞质染成粉红色。上皮的基膜较厚,染成粉红色。在柱状细胞之间,呈空泡状或染成深蓝色的细胞是杯状细胞。在柱状细胞的游离面,排列整齐的丝状结构是纤毛。

(二)复层扁平上皮(食管横切片,HE 染色)

1.肉眼观察:食管横切面呈环形,靠近管腔面染成紫蓝色的部分是食管的上皮。

2.低倍观察:上皮为多层细胞,细胞排列紧密。细胞质染成粉红色,细胞核染成蓝色。上皮的基底面与结缔组织之间呈凹凸不平的连接。选择上皮比较完整、细胞界限比较清晰的部分,换高倍镜观察。

3.高倍观察:表层细胞呈扁平形,细胞核为扁圆形;中层细胞呈多边形,细胞核为圆形,细胞界限清晰;基底层细胞呈立方形或矮柱状,细胞核为椭圆形,染色较深。

三、观察并绘图

单层柱状上皮(小肠切片,HE 染色)

1.肉眼观察:表面高低不平的一侧是小肠皱襞,表面为黏膜层,其表面呈紫蓝色的部分为上皮。

2.低倍观察:小肠腔面高低不平的突起为黏膜皱襞,在皱襞表面有许多突起为小肠绒毛,其表面是单层柱状上皮,杯状细胞散在于柱状细胞之间。

3.高倍观察:游离面即为小肠腔面,没有任何组织相连接,其对应的另一面是基底面,与结缔组织相连接。上皮细胞呈柱状,排列紧密,游离面可见纹状缘。细胞核呈椭圆形,靠近细胞基底面。上皮细胞靠近腔面一侧为游离面,与基底膜相连一侧为基底面。

4.高倍镜下绘图:单层柱状上皮,注明上皮细胞的游离面、基底面、细胞核和细胞质。

（应志国　董振伟）

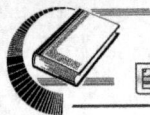

实验二　结缔组织

【实验目的与要求】

　　1.了解结缔组织的特点和分类。

　　2.掌握疏松结缔组织的基本组成和结构特点。

　　3.了解软骨组织、骨密质的结构和特点。

　　4.掌握各种血细胞和血小板的结构特点。

【实验材料】

　　1.腱切片。

　　2.疏松结缔组织铺片。

　　3.结缔组织切片。

　　4.脂肪切片。

　　5.网状组织切片。

　　6.气管横切片。

　　7.小肠切片。

　　8.耳廓切片。

　　9.骨磨片。

　　10.血涂片。

【实验内容与方法】

　　一、示教

　　1.致密结缔组织:腱切片(HE 染色)。

　　2.脂肪组织:脂肪切片(HE 染色)。

　　3.网状纤维:网状组织切片(银染法)。

　　4.弹性软骨:耳廓切片(HE 染色)。

　　5.环骨板、骨单位、间骨板:骨磨片(HE 染色)。

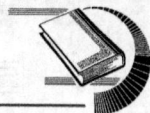

6. 各种血细胞：血涂片(瑞氏染色)。

7. 肥大细胞：结缔组织切片(特殊染色)。

二、观察

(一)透明软骨(气管横切片,HE 染色)

1. 肉眼观察：管壁中部染成紫蓝色的片状结构是透明软骨。

2. 低倍观察：染成紫蓝色的是软骨组织的基质,其中散在的深色小点为软骨细胞;软骨细胞的周围有透亮区(软骨陷窝),这是制片时软骨细胞和软骨基质各自收缩所致的。软骨组织周围呈淡红色的部分是软骨膜,由致密结缔组织构成,与周围的结缔组织无明显分界。

3. 高倍观察：软骨细胞的大小不等,常 2～4 个成群存在。在软骨的边缘部,软骨细胞比较小,呈扁椭圆形;靠近软骨的中央部,软骨细胞比较大,呈椭圆形或圆形。

(二)疏松结缔组织(小肠切片,HE 染色)

1. 肉眼观察：管壁分为三层,内、外两层染色较深;中层染色浅,由疏松结缔组织构成。

2. 低倍观察：疏松结缔组织中纤维排列疏松,染色为粉红色,被切成各种断面。基质多未着色,细胞数量少,仅见染成蓝色的胞核。基质内有血管和神经丛。

3. 高倍观察：①胶原纤维：粗细不均,方向不同,染成粉红色,呈带状、块状或点状断面。②弹性纤维：呈细丝状或点状结构,具有折光性。调节微调螺旋器,可见组织中有亮红色点状或细丝状的弹性纤维,但不易与胶原纤维区别。③成纤维细胞：镜下所见紫蓝色椭圆形胞核,主要为成纤维细胞核,由于胞质着色与纤维相近,故细胞轮廓不清。其他细胞较少,不易识别。

(三)血细胞(血涂片,瑞氏染色)

1. 肉眼观察：呈紫红色片状,选择涂片薄和染色浅的部位进行观察。

2. 低倍观察：在视野中,大量灰色小点是红细胞,散在的紫蓝色的小点是白细胞,在涂片边缘较多。注意两者在数量上的差别。

3. 高倍观察：进一步观察红细胞和各类白细胞。

(1)红细胞：呈双凹圆盘状,无细胞核,染成淡红色,中央部染色较浅,边缘部染色较深。

(2)中性粒细胞：数量较多,比红细胞略大。细胞呈圆形;细胞质内含有细小、分布均匀的淡紫红色颗粒;细胞核呈杆状或分 2～5 叶,核叶之间有细丝相连。

(3)嗜酸性粒细胞：数量少,不易找到。细胞圆形;细胞质内含有粗大、分布均匀

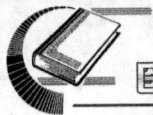

的橘红色颗粒;细胞核染成紫蓝色,多分成两叶。

(4)嗜碱性粒细胞:数量极少,很难找到。细胞圆形;细胞质内含有大小不一、分布不均的紫蓝色颗粒;细胞核呈 S 形或不规则形,染色浅,常被嗜碱性颗粒遮盖而观察不清。

(5)淋巴细胞:细胞质较少,染成天蓝色;细胞核呈圆形或卵圆形,染成深蓝色。

(6)单核细胞:细胞质较多,染成浅灰蓝色;细胞核呈肾形或蹄铁形,常位于细胞的一侧。细胞核染成蓝色,但比淋巴细胞的细胞核染色浅。

(7)血小板:呈不规则的紫蓝色小体,血小板常成群存在,分布在细胞之间。

三、观察并绘图

疏松结缔组织(皮下疏松结缔组织铺片,台盼蓝活体注射,HE 染色)

1.肉眼观察:标本染成淡紫红色。选择铺片较薄的部位进行低倍镜观察。

2.低倍观察:在视野内的纤维交织成网,细胞分散在纤维之间。胶原纤维呈淡红色,粗细不等,有的弯曲呈波纹状;弹性纤维呈暗红色,较细而直;纤维之间散在许多结缔组织细胞。选择细胞和纤维分布均匀、结构清晰的部位,移至视野中央,换高倍镜观察。

3.高倍观察:成纤维细胞多呈星形或梭形,数量较多。细胞质染成极浅的淡红色,所以细胞的轮廓不甚清楚;细胞核呈椭圆形,染成紫蓝色。巨噬细胞的外形不规则,细胞质中含有吞噬的台盼蓝颗粒(颗粒呈蓝色);细胞核较成纤维细胞的略小,呈圆形,染成深紫蓝色。

在高倍镜下绘疏松结缔组织图,注明成纤维细胞、巨噬细胞、胶原纤维和弹性纤维。

(朱祖明　徐忠勇)

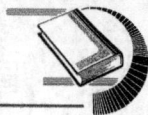

实验三　肌组织

【实验目的与要求】

　　1.了解肌组织的一般结构特点。
　　2.掌握骨骼肌、心肌、平滑肌在不同切面的形态结构。

【实验材料】

　　1.平滑肌切片。
　　2.心肌切片。
　　3.骨骼肌切片。

【实验内容与方法】

一、示教

闰盘:心肌切片(HE 染色)。

二、观察

(一)平滑肌(小肠切片,HE 染色)

1.**肉眼观察:**切片中染色最红的部分为平滑肌。

2.**低倍观察:**在染色最红的部位可见平滑肌的纵切面和横切面,在两层平滑肌之间有少量疏松结缔组织。平滑肌纤维的纵切面呈长梭形,横切面呈大小不等的点状。

3.**高倍观察:**平滑肌的纵切面,肌纤维呈梭状,染成红色;细胞核呈杆状,染成紫蓝色,位于肌纤维的中央。横切面肌纤维呈大小不同的圆形结构,有的肌纤维可见圆形的核,有的则看不见核。

(二)心肌(心室壁切片,HE 染色)

1.**肉眼观察:**标本为心脏切片,标本一侧肥厚部分为心室壁,主要由心肌组成。

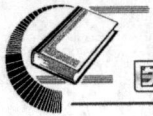

2.低倍观察:可见到心肌纤维各种不同的切面,其纵切面呈带状,具有分支;横切面呈不规则的圆形。在肌纤维之间,有少量疏松结缔组织和小血管。选择典型的纵切面,移至视野中央,换高倍镜观察。

3.高倍观察:心肌纤维的分支彼此吻合成网。核圆形,位于肌纤维的中央。在肌纤维中,横过纤维且染色较深的细线为闰盘。适当下降聚光器和缩小光圈后再观察,可见肌纤维内有横纹,但不如骨骼肌明显。

三、观察并绘图

骨骼肌(骨骼肌纵切片,HE染色)

1.肉眼观察:切片中染成红色的长方形结构为骨骼肌的纵切面。

2.低倍观察:骨骼肌纤维呈细长的圆柱状,有明暗相间的横纹。细胞核呈扁椭圆形,染成紫蓝色,位于肌膜的深面,数量较多。肌纤维之间有少量结缔组织。选择轮廓清晰的肌纤维,移至视野中央,换高倍镜观察。

3.高倍观察:肌纤维内有许多纵行的线条状结构,即肌原纤维。下降聚光器,在视野内的光线较暗时,继续观察肌原纤维及其明、暗带,肌纤维细胞核的位置和形态。

在高倍镜下绘骨骼肌纵切面图,并注明肌纤维的肌膜及细胞核。

(余文富　倪晶晶)

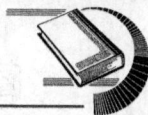

实验四　神经组织

【实验目的与要求】

　　1.掌握神经元的结构特点。
　　2.了解有髓神经纤维的结构特点。

【实验材料】

　　1.手指皮肤切片。
　　2.肋间肌压片。
　　3.神经纵切片。
　　4.脊髓横切片。

【实验内容与方法】

　　一、示教

　　1.触觉小体：手指皮肤切片（HE染色）。
　　2.运动终板：肋间肌压片（氯化金染色）。

　　二、观察

　　有髓神经纤维（神经纵切片，HE染色）
　　1.低倍观察：在神经内有许多平行的纵切有髓神经纤维。选一段完整而清晰的神经纤维，移至视野中央，换高倍镜观察。
　　2.高倍观察：神经纤维的中央有一条紫红色的轴索，其两侧的髓鞘呈网状或透亮的空隙，这是髓鞘内的脂质被二甲苯溶解所致的。在髓鞘的两侧，还有染成深红色的神经膜。神经纤维成节段分布，其狭窄连接处为神经纤维结（郎飞结），两个节之间的一段神经纤维，即节间段。

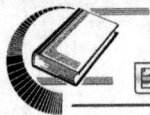

三、观察并绘图

多极神经元(脊髓横切片,HE染色)

1.肉眼观察:切片呈扁圆形,中部染色较深,呈蝶形,为脊髓的灰质。

2.低倍观察:灰质中央的圆形空腔为脊髓的中央管;中央管两侧的灰质较宽阔的一端叫前角;前角内体形较大、染色较深的多角形细胞,即为多极神经元。选择一个典型的多极神经元,移至视野中央,换高倍镜观察。

3.高倍观察:多极神经元的细胞不规则,可见数个突起的根部,但不易区分其为树突或轴突;细胞质染成红色,在细胞质内的蓝色斑块状物质为尼氏体(嗜染质);细胞核位于胞体的中央,大而圆,着色浅,内有深色的核仁。

在高倍镜下绘一个多极神经元,并注明胞体、尼氏体、细胞核和突起。

(丁明星　李旭升)

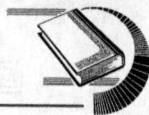

实验五　骨和骨连结

【实验目的与要求】

1. 熟悉骨的形态分类,掌握骨的构造及滑膜关节的基本结构。

2. 掌握各部椎骨、骶骨、胸骨和肋的形态结构,脊柱的组成、整体观和各椎骨的连结,胸廓的组成和整体观。

3. 熟悉颅的分部,脑颅骨和面颅骨的名称、位置,颅各面的形态结构,新生儿颅的形态结构特点,颞下颌关节的组成和构造。

4. 掌握上肢骨的组成和各骨的名称、位置,肩关节、肘关节、桡腕关节的组成和构造特点。

5. 掌握下肢骨的组成和各骨的名称、位置,骨盆的组成和分部,髋关节、膝关节、距小腿关节的组成和构造特点。

6. 在活体上辨认全身主要的骨性标志。

【实验材料】

1. 人体骨架标本、全身各部游离骨标本、儿童长骨剖面标本(纵横切)及脱钙骨和煅烧骨标本。

2. 脊柱标本、椎骨连结的标本、胸廓前壁的解剖标本、骨盆标本或模型(男性与女性)和已打开关节囊的肩关节、肘关节、桡腕关节、髋关节、膝关节及颞下颌关节标本。

3. 整颅标本、分离颅骨标本、颅的水平切及矢状切标本、新生儿颅标本和鼻旁窦标本。

【实验内容与方法】

一、骨的分类和构造

(一)骨的概述

在骨架上辨认各种形态的骨,观察它们的形态特点和分布。观察长骨剖面标本

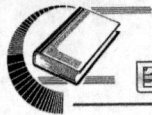

并区分长骨的骨干和两端,辨认骨髓腔、松质间隙、骨膜、骨质和两端的关节面。

(二)骨的化学成分与骨物理特性的关系

取经稀盐酸脱钙后的骨标本和经煅烧除去有机质的骨标本,观察它们的外形,比较它们的物理特性。

二、骨连结的分类和构造

(一)直接连结

取脊柱腰段矢状切面和颅的标本,分别观察椎间盘和缝。

(二)滑膜关节

关节的基本构造:取肩关节标本观察关节囊的构造和附着部位,关节面的形状,关节腔的构成。关节的辅助结构:取膝关节标本,观察韧带、两块半月板的位置和形态。

三、躯干骨及其连结

(一)脊柱

在人体骨架标本上观察脊柱的位置和组成。

1.椎骨:取胸椎观察辨认椎体、椎弓(椎弓板、椎弓根)、横突、棘突和上、下关节突,观察椎孔和椎间孔的形态及位置。区别不同部位椎骨的形态结构特点。观察骶骨的岬、骶前孔、骶后孔、骶管裂孔、骶角以及耳状面,骶管与骶前孔、骶后孔的交通关系。

2.椎骨的连结:取切除1~2个椎弓的脊柱腰段标本,观察椎间盘的位置、外形和构造。观察前、后纵韧带的位置;棘上韧带、棘间韧带和黄韧带的附着部位。

3.脊柱的整体观:在脊柱标本上,从前面观察椎体自上而下的大小变化,从后面观察棘突纵行排列的情况,从侧面观察4个生理性弯曲的部位和方向。

(二)胸廓

在人体骨架标本上观察胸廓的组成及各骨的位置和各肋前、后端的连结关系。在胸骨标本上区分胸骨柄、胸骨体和剑突,辨认颈静脉切迹和胸骨角。

在活体上摸认以下结构:第7颈椎棘突、颈静脉切迹、胸骨角、第2~12肋、肋弓和剑突。

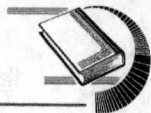

四、颅骨及其连结

（一）颅的组成

取整颅及颅的水平切和正中矢状切标本，观察颅的分部和各块颅骨在整颅中的位置。观察下颌骨的形态。

（二）颅的整体观

取新生儿颅标本及颅的水平切和正中矢状切标本观察。

1. 颅的顶面：观察颅缝的位置和形态，新生儿颅的特点，前、后囟的位置、形态和大小。

2. 颅底内面：由前向后，依次区分颅前窝、颅中窝和颅后窝。观察各窝内的孔和裂（多数与颅外相通），观察时应同时注意它们在颅外的位置。

（1）颅前窝：查看筛板的位置和形态，筛板及颅前窝外侧部下方的毗邻。

（2）颅中窝：中央的隆起是蝶骨体，上方的凹窝即垂体窝。然后分别辨认视神经管、眶上裂、圆孔、卵圆孔、棘孔、颞骨岩部和鼓室盖。

（3）颅后窝：在枕骨大孔周围寻认舌下神经管、横窦沟、乙状窦沟和颈静脉孔以及位于颈静脉孔前上方的内耳门。

3. 颅底外面：在前区内辨认骨腭及两侧的牙槽弓和牙槽。在后区寻认枕骨大孔、枕外隆凸和颈动脉管外口。从颈静脉孔向外，依次寻认茎突、茎乳孔和乳突。由乳突向前，查看下颌窝和关节结节。

4. 颅的侧面：由乳突向前，辨认外耳门、颧弓及颞窝。在颞窝内侧壁上寻认翼点，观察其位置以及骨质的厚薄。

5. 颅的前面。

（1）眶：观察眶的位置及毗邻，寻认眶上切迹（眶上孔）和眶下孔；查看泪囊窝，及与其相连续的鼻泪管。在眶外侧壁的后部查看眶上裂和眶下裂。用细铜丝探查视神经管、鼻泪管、眶上裂和眶下裂，观察它们各与何处相通。

（2）骨性鼻腔：检查梨状孔、鼻后孔和骨性鼻中隔的位置，辨认骨性鼻腔外侧壁上的上、中、下鼻甲，以及相应鼻甲下方的上、中、下鼻道。在上鼻甲的后上方查找蝶筛隐窝。

（3）鼻旁窦：取颅的正中矢状切和显示各鼻旁窦的标本，观察各鼻旁窦的位置和形态。

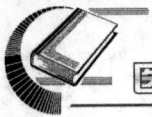

（三）颞下颌关节

取关节囊外侧壁已切除的颞下颌关节标本,观察颞下颌关节的组成、关节囊的结构特点和关节盘的形态。结合活体,验证颞下颌关节的运动。

在活体上摸辨以下结构:枕外隆凸、乳突和下颌角。

五、四肢骨及其连结

（一）上肢骨

1.肩胛骨:辨认肩胛骨的两面、三角和三缘。查找肩胛骨前面的肩胛下窝,后面的肩胛冈、肩峰及冈上、下窝,确认外侧角上的关节盂。在人体骨架标本上观察上、下角与肋的对应关系。

2.锁骨:分辨锁骨的内、外侧端,对照人体骨架标本,观察它们的邻接关系。

3.肱骨:在肱骨上端观察肱骨头的外形、大结节、小结节和外科颈。在肱骨体寻认三角肌粗隆和桡神经沟。在下端依次寻认内上髁、肱骨滑车、肱骨小头和外上髁。

4.桡骨:上端细小,下端粗大。观察上端的桡骨头,及其与肱骨小头的对应关系;在下端,辨认外侧的茎突,内侧与尺骨头相对的尺切迹,并观察桡骨下端与腕骨相接的关节面。

5.尺骨:上端粗大,下端细小。观察上端的鹰嘴、冠突和滑车切迹;在冠突的外侧面寻认桡切迹,观察桡切迹与桡骨头的对应关系;在下端辨认尺骨头和茎突。

6.腕骨、掌骨和指骨:取手骨标本观察,注意它们的位置排列及邻接关系。

（二）上肢骨的连结

1.肩关节:取纵行切开关节囊的肩关节标本,观察其组成、关节面的形态和大小差别、关节囊的形态结构特点及肱二头肌长头腱。结合活体,验证肩关节的运动。

2.肘关节:取横行切开关节囊前、后壁的标本,观察肱桡关节、肱尺关节和桡尺近侧关节的组成。查看关节囊的形态结构特点,桡骨环状韧带的位置、形态以及与桡骨头的关系。观察肘关节在做屈、伸运动时,肱骨内、外上髁和鹰嘴三点位置的变化。

3.桡腕关节:取冠状切开的桡腕关节标本,观察关节的组成,并结合活体,验证其运动。

在活体上摸辨锁骨、肩胛冈、肩峰、肩胛骨下角、肱骨内上髁、肱骨外上髁、尺骨鹰嘴和桡骨茎突。

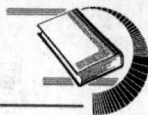

（三）下肢骨

1.髋骨：根据髋臼和闭孔的位置，先判定髋骨的侧别和方位，明确髂骨、坐骨和耻骨在髋骨中的位置。然后寻认髂嵴、髂前上棘、髂后上棘、髂结节、髂窝、耳状面、弓状线、耻骨梳、耻骨结节和耻骨下支，注意耻骨梳与弓状线的关系。在髋骨的后下部辨认坐骨结节、坐骨棘、坐骨大小切迹和坐骨支。

2.股骨：观察股骨头、股骨颈、大转子和小转子，注意股骨头与髋臼的关系和股骨上端的方向。观察股骨下端的内、外侧髁。

3.髌骨：对照人体骨架标本观察它的位置。

4.胫骨：在胫骨上端观察内、外侧髁与股骨同名髁的对应关系。寻认胫骨粗隆及胫骨下端的内踝。

5.腓骨：辨认上端膨大的腓骨头和下端呈略扁三角形的外踝。

6.跗骨、跖骨和趾骨：取足骨的串连标本或人体骨架标本观察，注意各骨的排列关系。

（四）下肢骨的连结

1.髋骨的连接：取骨盆标本或模型观察。

（1）骶髂关节和耻骨联合：观察骶髂关节的组成，辨认骶结节韧带和骶棘韧带，观察坐骨大、小孔的围成及耻骨联合的位置。

（2）骨盆：观察骨盆的组成，大、小骨盆的分界，小骨盆上、下口的围成，耻骨弓的构成，比较男、女骨盆的差异。

2.髋关节：取环形切开关节囊的髋关节标本，观察其组成、两骨关节面的形态及关节囊的厚薄，验证其运动。

3.膝关节：取关节囊前壁向下翻开、后壁横行切开的膝关节标本，观察其组成和两骨关节面的结构，注意髌韧带、前后交叉韧带和内外侧半月板的位置与形态，验证其运动。

4.距小腿关节：在距小腿关节标本上，观察其组成，验证其运动。

5.足弓：在足关节标本上，观察足弓的形态和维持足弓的韧带。

在活体上摸辨以下结构：髂嵴、髂前上棘、髂结节、坐骨结节、耻骨结节、大转子、股骨内外侧髁、髌骨、胫骨粗隆、腓骨头及内外踝。

（应志国 徐忠勇）

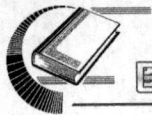

实验六　肌　学

【实验目的与要求】

1.了解骨骼肌的分类、构造和辅助结构。

2.熟悉斜方肌、背阔肌、胸锁乳突肌、胸大肌、前锯肌、肋间肌的位置和作用。

3.掌握膈的位置、形态和作用。

4.掌握腹前外侧壁各肌的位置和形态特点,辨认腹直肌鞘的位置和形态。掌握腹股沟管的位置、形态和内容物。

5.熟悉三角肌、肱二头肌、肱三头肌、臀大肌、股四头肌、小腿三头肌的位置和作用。了解前臂肌、股肌、小腿肌的分群和作用。

6.了解腋窝、肘窝和腘窝的位置及境界。掌握股三角的位置、境界和内容物。

【实验材料】

1.全身骨骼肌标本、躯干肌标本、膈标本、头肌标本、颈肌标本、上肢肌标本和下肢肌标本或模型。

2.颅顶层次解剖标本。

【实验内容与方法】

(一)肌的分类和构造

在全身肌标本上观察长肌、短肌、扁肌和轮匝肌的形态,辨认肌腹、肌腱和腱膜。

(二)躯干肌

在全身骨骼肌标本、躯干肌标本、膈标本(或模型)上观察:

1.背肌:观察斜方肌、背阔肌、竖脊肌的位置、起止点,验证它们的作用。

2.胸肌:确认胸大肌、前锯肌的起止点和肌束方向以及与肩关节运动轴的关系,验证它们的作用。在肋间隙内区别肋间内、外肌。

3.膈:检查膈附着于胸廓下口周缘的情况,膈周围部和中央部的结构差别,辨认膈的3个裂孔和通过的结构。

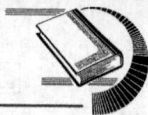

4.腹肌:检查腹壁3层扁肌的位置和肌束走行方向,腱膜与腹直肌鞘的关系,腹直肌鞘包绕腹直肌的情况。辨认腹外斜肌腱膜与腹股沟韧带的关系,以及腹股沟韧带的附着部位。

观察腹股沟管的位置、形态、内外两口的部位、四壁和内容物。寻找腹股沟三角的位置和境界。

5.会阴肌:观察肛提肌和覆盖在它上、下两面的筋膜,盆膈的位置和穿过盆膈的结构。观察会阴深横肌、尿道括约肌和覆盖在它们上、下面的筋膜,尿生殖膈的位置和穿过它的结构。

(三)头颈肌

在头颈肌和颅顶层次解剖标本上,辨认枕额肌,观察眼轮匝肌、口轮匝肌。观察咬肌和颞肌的位置,并咬紧上、下颌牙,在自己身上触摸两肌的轮廓。

在颈肌标本上观察胸锁乳突肌的位置和起止点,查看舌骨的位置以及舌骨上、下肌群。观察斜角肌间隙的围成、内容物。

(四)四肢肌

1.上肢肌:在上肢肌标本,结合全尸解剖标本查找三角肌、肱二头肌、肱三头肌的位置和起止点。观察前臂各肌的位置、起止概况和肌腱的分布。观察手肌外侧群、内侧群和中间群的位置以及鱼际和小鱼际的形成。

辨认腋窝和肘窝的位置,观察手腱滑膜鞘的结构特点。

2.下肢肌:在下肢肌标本上,结合全尸解剖标本观察髂腰肌、臀大肌、梨状肌及股前群肌、股内侧群肌、股后群肌和小腿前群肌、外侧群肌和后群肌的位置。寻找臀大肌、缝匠肌、股四头肌和小腿三头肌的起止点及跟腱的抵止部位。足肌主要分布于足底,可免查。

辨认围成股三角和腘窝的结构及内容物。

(倪晶晶　应志国)

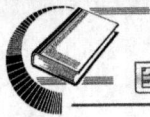

实验七　消化系统和腹膜

【实验目的与要求】

1.熟悉消化系统的组成及上、下消化道的范围。

2.掌握消化管各段的位置、形态结构和连通关系。

3.掌握消化腺的位置、形态结构及胆汁、胰液的排出途径。

【实验材料】

1.消化系统概观标本或模型,人体半身模型,头颈部正中矢状切面标本或模型。

2.各类牙的标本或模型,消化管各段离体及切开标本,消化腺离体标本及模型。

3.男、女盆腔正中矢状切面标本或模型。

4.腹膜标本或模型,腹腔解剖标本,腹膜后间隙器官标本。

【实验内容与方法】

在活体上确定胸腹壁的标志线及腹部的分区。

(一)消化管

1.口腔:对照口腔模型,在活体采取对镜自查或互查的方法,观察口腔结构。

(1)腭:硬腭、软腭、腭垂、腭舌弓、腭咽弓、腭扁桃体、咽峡。

(2)舌:舌尖、舌体、舌根、舌乳头、舌系带、舌下阜和舌下襞。

(3)牙:牙的排列(切牙、尖牙、前磨牙及磨牙)、牙的形态(牙冠、牙颈、牙根)、牙的构造(牙釉质、牙质、牙骨质、牙髓)及牙周组织(牙龈、牙槽骨、牙周膜)。

(4)口腔腺:腮腺、下颌下腺、舌下腺的位置形态及开口部位。

2.咽:咽各部(鼻咽、口咽、喉咽)的位置及其连通关系、各部主要结构(咽隐窝、腭扁桃体、梨状隐窝等)。

3.食管:食管的长度和分部(颈部、胸部和腹部)及 3 个狭窄的位置。

4.胃:确认胃的位置和毗邻;胃的形态(前、后壁,胃大弯、胃小弯,贲门、幽门)、分部(胃底、胃体、贲门部、幽门部,幽门部又分幽门窦和幽门管);胃的皱襞和幽门括

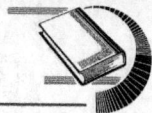

约肌。

　　5.小肠：

　　(1)十二指肠：观察十二指肠的分部(上部、降部、水平部、升部)及各部的主要结构(十二指肠球、十二指肠大乳头、十二指肠空肠曲、十二指肠悬肌)，在十二指肠切开的解剖标本上，辨认十二指肠大乳头和胆总管的开口。

　　(2)空肠和回肠：空肠、回肠的位置，区别两者的管壁黏膜和管腔的形态。

　　6.大肠：

　　(1)盲肠和阑尾：观察盲肠和阑尾的位置、形态及回盲瓣；在尸体上观察阑尾的位置、形态，并结合活体确认阑尾根部体表投影的位置。

　　(2)结肠：结肠的形态(升结肠、横结肠、降结肠、乙状结肠)；结肠表面的特征性结构(结肠带、结肠袋和肠脂垂)。

　　(3)直肠和肛管：直肠的位置和弯曲(骶曲和会阴曲)；直肠横襞、肛柱、肛瓣、肛窦、齿状线、痔环。

　　(二)消化腺

　　1.肝：肝膈面、脏面，前缘、后缘，镰状韧带及肝左、右叶，肝 H 沟(胆囊、肝圆韧带、下腔静脉、静脉韧带)，肝门(肝门静脉、左右肝管及肝固有动脉)。观察胆囊的位置、形态和分部(胆囊底、体、颈、管)以及输胆管道的组成(左右肝管、肝总管、胆总管、肝胰壶腹及其括约肌)。

　　在活体上确认肝和胆囊底的体表投影。

　　2.胰：在腹膜后间隙器官标本上，观察胰的位置、形态和分部。在胰的离体标本上，观察胰头与十二指肠的关系；辨认胰管与胆总管的关系。

　　(三)腹膜

　　在腹膜标本或模型上，观察脏、壁腹膜的配布和腹膜腔的形成；辨认肝镰状韧带和肝冠状韧带的位置；观察大、小网膜的位置、形态及网膜孔、网膜囊的位置；寻认各肠系膜的位置、结构。分别在男、女盆腔正中矢状切面标本或模型上，确认直肠膀胱陷凹、直肠子宫陷凹和膀胱子宫陷凹。

(朱祖明　董振伟)

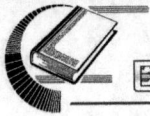

实验八　消化系统组织

【实验目的与要求】

1.了解消化管的基本微细结构。

2.熟悉食管的微细结构,掌握胃、小肠的微细结构。

3.掌握肝和胰的微细结构。

【实验材料】

1.食管切片。

2.胃底切片。

3.小肠切片。

4.结肠切片。

5.肝切片。

6.胰切片。

【实验内容与方法】

一、示教

1.结肠黏膜:结肠切片(HE染色)。

2.中央乳糜管:空肠切片(HE染色)。

3.胆小管:肝切片(银染)。

二、观察

(一)食管(食管横切片,HE染色)

1.肉眼观察:管壁近腔面染成紫蓝色的部分为黏膜,由黏膜向外,浅红色的部分为黏膜下层,染成红色的为肌层,外膜不易区别。

2.低倍观察:从腔面逐渐向外,观察管壁的各层结构特点。

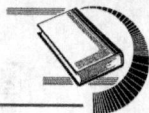

(1)黏膜:①上皮:较厚,在管壁的最内层,为复层扁平上皮(详见复层扁平上皮);②固有层:位于上皮的外周,为染色较浅的疏松结缔组织,内含小血管等;③黏膜肌层:较发达,为纵行平滑肌,在切片上呈横断面。

(2)黏膜下层:为染色较浅的疏松结缔组织,内含食管腺、较大的血管和神经。

(3)肌层:分为内环行、外纵行两层。注意为哪种肌组织组成,以确定食管取材部位。

(4)外膜:为纤维膜,由疏松结缔组织构成。

3.高倍观察:食管腺以灰蓝色团块的黏液性腺泡为主,偶可见混合性腺泡。

(二)胃(胃底切片,HE 染色)

1.肉眼观察:表面染成紫蓝色的部分为黏膜,深部染成淡红色是黏膜下层,其外深红色是肌层,外膜不明显。

2.低倍观察:分辨胃壁的四层结构,重点观察黏膜。

(1)黏膜:较厚,表面的凹陷是胃小凹。黏膜上皮为单层柱状上皮,上皮细胞染色淡,细胞界限清晰。固有层内含有大量排列紧密的管状胃底腺,切片中的断面可呈管状、圆形或不规则形等;腺体顶部染色偏红色,以壁细胞为主,底部染色偏蓝色,以主细胞为主;结缔组织较少。黏膜肌层较薄,由内环行、外纵行两层平滑肌组成,紧贴胃底腺深面。

(2)黏膜下层:为染色较浅的疏松结缔组织,内有血管和神经。

(3)肌层:较厚,由内斜、中环、外纵三层平滑肌构成,呈深红色,其层次不易分清。

(4)外膜:为浆膜,是一层很薄的结缔组织,外有间皮覆盖。

3.高倍观察:选一外形完整的纵切胃底腺,仔细观察其结构,辨认主细胞和壁细胞。

(1)主细胞:数量较多。细胞呈柱状,细胞核圆形,位于细胞的基底部,细胞质呈淡蓝色。

(2)壁细胞:细胞较大,呈圆形或锥体形,圆形的细胞核位于细胞中央,细胞质染成红色。

(三)胰(胰切片,HE 染色)

1.肉眼观察:呈紫蓝色片状,内可见含导管的结缔组织将实质分成许多小叶。

2.低倍观察:小叶外分泌部主要由大量腺泡构成;胰岛为腺泡间染色较淡的细胞团,大小不等。结缔组织内含有导管和血管。

3.高倍观察:

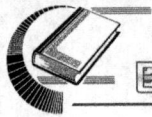

(1)腺泡：为浆液性腺泡，由单层锥体形细胞构成，界线不清，细胞顶部为深红色，其底部呈蓝紫色。细胞核呈圆形，位于细胞的基底部。

(2)导管：由单层上皮构成，多位于结缔组织内。

(3)胰岛：细胞染色浅淡，界线不清，细胞排列不规则，内有丰富的毛细血管。

三、观察并绘图

(一)空肠(空肠横切片，HE 染色)

1. 肉眼观察：内表面凹凸不平染成淡紫蓝色的是黏膜，向外依次是黏膜下层、肌层和外膜。

2. 低倍观察：分辨肠壁的四层结构，重点观察黏膜。

(1)黏膜：表面细小的指状突起为肠绒毛，此为小肠的特征性结构。在切片中肠绒毛呈纵、横、斜切面，形状不规则。深部的固有层内可见切成不同断面的肠腺。肠腺属管状腺，开口于相邻肠绒毛的根部之间。固有层的外周为黏膜肌层。

(2)黏膜下层：为疏松结缔组织，含有小血管、神经等。

(3)肌层：为平滑肌，分两层，内层环行，外层纵行。

(4)外膜：为浆膜。

3. 高倍观察：选择一条清晰、典型的肠绒毛纵切面观察。

(1)肠绒毛：浅层为单层柱状上皮，上皮细胞游离面可见带状红色的纹状缘。吸收细胞之间夹有许多呈空泡状的杯形细胞；肠绒毛的中轴由结缔组织构成，内含毛细血管和平滑肌纤维；在肠绒毛中央可见一较大而不规则的管腔，管壁由内皮构成，为中央乳糜管，有的呈闭合状态，不易辨认。

(2)肠腺：上皮与绒毛上皮相似，在腺开口处与肠绒毛的上皮相延续；底部可见潘氏细胞，胞体呈锥体形，核圆形近基底部，特殊染色时核上方有嗜酸性颗粒。

高倍镜下绘一个完整肠绒毛，注明单层柱状上皮、固有层、杯形细胞、纹状缘、中央乳糜管等。

(二)肝(肝切片，HE 染色)

1. 肉眼观察：红色片状，其中可见大小不等的肝内血管断面。

2. 低倍观察：肝组织被结缔组织分隔成许多多边形的肝小叶(人肝的小叶间结缔组织很少，肝小叶界限不清楚，猪肝的肝小叶周围结缔组织较多，界限明显)。典型的中央静脉是肝小叶中央的不规则腔隙(不一定每个肝小叶都切到)。中央静脉周围呈放射状排列的细胞索是肝板的断面，肝板之间的腔隙为肝血窦。数个相邻肝小叶之间，结缔组织较多，内含有三种不同结构的管腔，此即肝门管区。

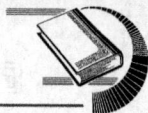

3.高倍观察:选择典型的肝小叶和肝门管区观察。

(1)肝小叶:

中央静脉:肝小叶中央的腔隙,管壁不完整,与肝血窦相通,有的腔内可见红细胞、肝巨噬细胞。

肝板:由肝细胞构成,呈索条状。肝细胞的体积较大,呈多边形;胞质呈红色;细胞核圆形,位于细胞的中央,核仁明显;多数肝细胞为一个核,有时可见到两个核。

肝血窦:为肝板之间的不规则腔隙。窦壁的内皮细胞与肝细胞紧贴,核扁而小,染色较深。

(2)肝门管区:有三种管腔。

小叶间胆管:管腔小;管壁由单层立方上皮构成,细胞核圆形,排列整齐,染成紫蓝色。

小叶间动脉:管腔小而圆;管壁厚,有少量环行平滑肌,染成红色。

小叶间静脉:管腔大而不规则;管壁薄,着色较浅。

在低倍镜下绘肝小叶和肝门管区图,注明中央静脉、肝索、肝血窦、小叶间胆管、小叶间动脉和小叶间静脉。

(徐忠勇　朱祖明)

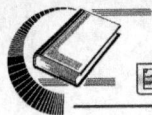

实验九　呼吸系统

【实验目的与要求】

1. 掌握呼吸系统的组成及上、下呼吸道的划分。
2. 熟悉鼻旁窦的组成及开口部位。
3. 掌握喉的位置,喉腔的形态结构和分部。
4. 比较左、右主支气管的形态特点。
5. 掌握肺的位置、形态、分叶及体表投影。
6. 掌握胸膜的分布、胸膜腔的构成及肋膈隐窝的位置。
7. 了解纵隔的境界、分部和主要内容。

【实验材料】

1. 呼吸系统概观标本,人体半身模型,切除胸前壁的半身标本和模型。
2. 头颈部正中矢状切面模型或标本,鼻旁窦模型或标本,切除鼻甲、显露鼻道的标本,喉模型或标本,喉软骨模型或标本。
3. 气管及主支气管模型或标本,支气管树的铸型标本,肺小叶模型,左、右肺模型或标本,肺的透明模型。
4. 胸腔解剖模型或标本,纵隔模型或标本。

【实验内容与方法】

(一)鼻

在活体上观察和确认鼻根、鼻背、鼻尖、鼻翼和鼻孔。在头颈部正中矢状切面模型或标本上区分鼻前庭和固有鼻腔,辨认嗅区及呼吸区范围。确认:上、中、下鼻甲,上、中、下鼻道,鼻泪管开口。

在鼻旁窦模型或标本上,辨认额窦、上颌窦、蝶窦和筛窦的位置及其开口部位。观察各窦与鼻腔的位置关系。

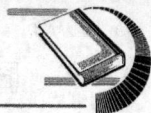

（二）喉

在活体上观察喉的位置及吞咽时喉的运动,触摸喉结、环状软骨。在离体的喉标本和喉软骨标本上,识别甲状软骨、环状软骨、会厌软骨、杓状软骨的形态及其连接。在喉模型或标本上观察喉口的位置,注意会厌与喉口的位置关系;辨认喉腔中部侧壁的两对矢状位黏膜皱襞。比较前庭裂与声门裂的大小。观察喉腔三部分,即喉前庭、喉中间腔(包括喉室)和声门下腔。

（三）气管与主支气管

取气管与主支气管模型或标本,观察气管软骨的形态,观察气管后壁的结构。比较左、右主支气管形态特点和差异,理解气管异物易掉入右主支气管的原因。在人体半身模型上,观察气管颈部及其毗邻关系。

（四）肺

在切除胸前壁的半身标本或模型上,观察肺的质地、颜色、形态及位置。注意左、右肺外形的差异;辨认出入肺门的主支气管及血管等重要结构。观察两肺的裂隙,辨认各肺叶。注意肺尖与锁骨、肺底与膈的位置关系。在支气管树的铸型标本上观察支气管的各级分支。

（五）胸膜与纵隔

在胸腔解剖模型或标本上,观察脏胸膜、壁胸膜的配布,壁胸膜的分部,注意观察肋胸膜与膈胸膜转折形成的肋膈隐窝,并观察肋膈隐窝的位置和形态。在纵隔模型或标本上,观察纵隔的境界、分部及主要内容。

（余文富　董振伟）

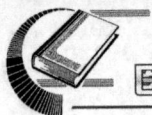

实验十 呼吸系统组织

【实验目的与要求】

1. 了解气管和主支气管的层次和结构特点。

2. 掌握肺的微细结构:导气部的组成及其微细结构的变化规律,呼吸部的组成及其微细结构,肺泡隔及尘细胞结构特点。

【实验材料】

1. 气管横切片。

2. 肺切片。

【实验内容与方法】

一、示教

尘细胞:肺切片(HE 染色)。

二、观察

气管(气管横切片,HE 染色)

1. 肉眼观察:标本呈环形,在管壁中部可见浅蓝色的呈 C 字形的透明软骨。

2. 低倍观察:由管壁的管腔面向外依次是黏膜层、黏膜下层和具有软骨的外膜。

3. 高倍观察:

(1)黏膜层:靠近管腔内表面为假复层纤毛柱状上皮,染成淡紫红色,游离面的纤毛清晰可见,上皮内夹有空泡状的杯形细胞。上皮的外周为固有层,染成粉红色。

(2)黏膜下层:位于黏膜外周,与固有层无明显界限。在黏膜下层内,可见许多腺体和血管的断面。

(3)外膜:为淡蓝色的透明软骨和结缔组织,软骨的缺口处有横行平滑肌束和结缔组织。

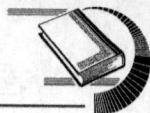

三、观察并绘图

肺(肺切片,HE 染色)

1.肉眼观察:组织疏松,其内有较大的腔隙为血管和支气管的断面。

2.低倍观察:视野中大小不等、外形不规则和染色浅淡的泡状结构为肺泡的断面。肺泡之间的薄层结缔组织为肺泡隔。肺泡之间还可见到大小不等的支气管和肺血管分支的断面。

3.高倍观察:

(1)细支气管:管壁无软骨,终末细支气管的上皮为单层柱状上皮,一般有纤毛,外周有环形平滑肌,注意与血管的横断面区别。

(2)呼吸性细支气管:管壁不完整,连有少数肺泡。上皮为单层立方上皮,外周有少量平滑肌和结缔组织。

(3)肺泡管:呈不规则的弯曲状,连有许多肺泡,相邻肺泡开口处之间的粉红色结节状膨大,即为肺泡管的管壁上残留的平滑肌和结缔组织。

(4)肺泡:壁极薄,上皮的边缘不清晰。

(5)肺泡隔:位于肺泡之间,其内可见许多毛细血管的断面和外形大而不规则的巨噬细胞,细胞质内含有黑色颗粒者为尘细胞,尘细胞也可见于肺泡内。

在低倍镜下选择结构较典型的部位,在高倍镜下绘图,注明呼吸性细支气管、肺泡管、肺泡囊、肺泡及及肺泡隔。

(倪晶晶　余文富)

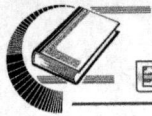

实验十一　泌尿系统

【实验目的与要求】

1. 了解泌尿系统的组成。
2. 掌握肾的位置、形态、被膜、毗邻和构造。
3. 熟悉输尿管的行程和狭窄。
4. 掌握膀胱的位置、形态、毗邻及膀胱三角的结构特点。
5. 熟悉女性尿道的毗邻、形态特点及开口部位。

【实验材料】

1. 男、女性泌尿生殖系统概观标本。
2. 离体肾及肾的剖面标本，离体膀胱标本。
3. 通过肾中部的腹后壁横切标本，腹膜后间隙的器官标本，男、女骨盆腔正中矢状切面标本。

【实验内容与方法】

取男、女性泌尿生殖系统概观标本，观察泌尿系统的组成。

（一）肾

在离体肾和腹膜后间隙的器官标本上观察肾的位置、形态，注意左、右肾的位置区别及与第 12 肋的关系；观察肾门的位置，辨认出入肾门的结构。

在肾的剖面标本上，辨认肾皮质和肾髓质的结构特点；观察肾窦和内容物，注意肾盂与肾大、小盏的连属关系。

在通过肾中部的腹后壁横切标本上，观察肾的三层被膜。

（二）输尿管

取泌尿生殖系统概观标本，寻认输尿管的行程，辨认三个狭窄部位。

（三）膀胱

取离体膀胱标本，结合男、女骨盆腔正中矢状切面标本，观察膀胱的位置、形态、毗邻及膀胱三角的组成和黏膜特点。

（四）女性尿道

在女性骨盆腔正中矢状切面标本上，观察女性尿道的毗邻、形态特点及尿道外口的位置。

（胡　勇　丁明星）

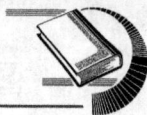

实验十二　泌尿系统组织

【实验目的与要求】

1. 掌握肾的微细结构。
2. 了解输尿管、膀胱的管壁结构层次。

【实验材料】

1. 肾切片。
2. 输尿管切片。
3. 膀胱切片。

【实验内容与方法】

一、示教

1. 致密斑：肾切片（HE 染色）。
2. 球旁细胞：肾切片（HE 染色）。
3. 输尿管：输尿管切片（HE 染色）。
4. 变移上皮：膀胱切片（HE 染色）。

二、观察并绘图

肾（肾切片，HE 染色）

1. 肉眼观察：染色较深的部分是肾皮质，较浅的部分是肾髓质。
2. 低倍观察：肾皮质表面的淡红色线状结构即纤维囊；肾皮质内许多散在的红色圆形结构是肾小体的断面，密集在肾小体周围的管腔是近端小管曲部和远端小管曲部；肾皮质深面无肾小体分布的部位是肾髓质，其内充满近端小管直部、细段、远端小管直部和集合管等结构。

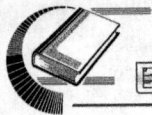

3.高倍观察：

(1)肾小体：由于血管球由一团十分弯曲的毛细血管袢构成，所以管壁难辨，但血管腔内常可见到散在的红细胞。肾小囊的内层(脏层)与毛细血管壁紧贴，也不能分清；它的外层(壁层)则可清楚辨认是由单层扁平上皮构成的；内、外两层之间的透亮腔隙是肾小囊腔。

(2)近端小管曲部：染成红色；管壁由单层立方上皮构成，相邻细胞间的界限不清晰，常呈锥形；细胞的游离面有染成淡红色的刷状缘；管腔较小而不规则。

(3)远端小管曲部：染成浅红色；管壁为单层立方上皮，细胞界限较清晰，细胞核排列较密集；细胞游离面无刷状缘；管腔较大，较规则。

(4)细段：管壁薄，由单层扁平上皮构成，细胞质被染成淡红色，细胞核突向管腔。

(5)集合小管：上皮细胞因部位不同而可呈立方形或低柱状，细胞界限清晰，细胞核着色深；管腔较大。

在高倍镜下绘皮质主要结构图，注明肾小囊壁层、血管球、肾小囊腔、近端小管曲部和远端小管曲部。

（丁明星　胡　勇）

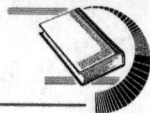

实验十三　生殖系统

【实验目的与要求】

1. 掌握生殖系统的组成。
2. 熟悉男、女性各生殖器官的位置、形态结构。
3. 了解会阴的结构及分部，了解乳房的位置和形态结构。

【实验材料】

1. 男性、女性盆腔正中矢状切面标本。
2. 离体的男性、女性生殖器官标本。
3. 女性乳房的层次解剖标本及矢状切面标本或模型。
4. 会阴标本或模型。

【实验内容与方法】

（一）男性生殖系统

在男性盆腔正中矢状切面标本和离体的男性生殖器官标本上观察。

1. 睾丸和附睾：观察睾丸和附睾的位置、形态，睾丸鞘膜的结构和鞘膜腔的构成。

2. 输精管、精囊腺和射精管：观察输精管的起始、行程和分部，触摸输精管的硬度。在膀胱底的后方，观察精囊的位置和形态；在膀胱颈的后下方，观察射精管的构成和开口部位。

3. 前列腺和尿道球腺：观察前列腺的位置、形态及其与周围器官（膀胱颈、尿生殖膈、直肠）的毗邻关系；观察尿道球腺的位置和形态。

4. 阴囊和阴茎：区分阴茎头、阴茎体和阴茎根；观察阴茎的构造及三条海绵体的形态和位置关系；查看阴茎包皮的形态；观察阴囊的构造和内容物。

5. 男性尿道：观察男性尿道的起始、行程和分部；辨认三个狭窄和两个弯曲的位置；了解其临床意义。

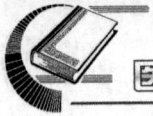

(二)女性生殖系统

在女性盆腔正中矢状切面标本、离体的女性内生殖器标本、女阴标本、女性乳房解剖标本或模型及会阴标本或模型上观察。

1.卵巢:在髂总动脉分叉处的卵巢窝内找到卵巢,观察其形态及其与子宫阔韧带的关系。

2.输卵管:在子宫阔韧带的上缘处寻找卵巢,观察输卵管的分部以及各部的形态结构特点。

3.子宫:观察子宫的位置、形态、分部、毗邻以及固定子宫的装置。

4.阴道:观察阴道的位置、毗邻,了解阴道穹的构成以及与直肠子宫陷凹的位置关系。查看阴道口处女膜痕。

5.女阴:观察女阴的各部结构,注意区分尿道口与阴道口的位置。

6.乳房:观察乳房的结构,注意输乳管和乳腺小叶的排列方向。

7.会阴:观察会阴的范围。区分尿生殖区和肛区,查看所通过的结构。

(应志国 徐忠勇)

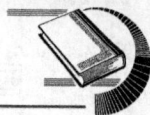

实验十四　生殖系统组织

【实验目的与要求】

1. 掌握睾丸的微细结构特点。
2. 掌握卵巢的微细结构特点。
3. 熟悉子宫的微细结构特点及子宫内膜的周期性变化。

【实验材料】

1. 睾丸切片。
2. 卵巢切片。
3. 增生期子宫切片。
4. 分泌期子宫切片。
5. 精液涂片。

【实验内容与方法】

一、示教

1. 精子:精液涂片(特殊染色)。
2. 子宫内膜分泌期:分泌期子宫切片(HE染色)。

二、观察

(一)睾丸(睾丸切片,HE染色)

1. 肉眼观察:睾丸实质表面的红色带为白膜。

2. 低倍观察:睾丸实质内的生精小管被切成许多横断面,各断面之间的结缔组织为睾丸间质。

3. 高倍观察:

(1)生精小管:壁厚腔小,管壁由多层细胞构成,其周围的红色细线为基膜。紧贴基膜的一层细胞主要是精原细胞。精原细胞较小,细胞核圆形,着色较深。精原细胞的管腔侧,依次分布有初级精母细胞和次级精母细胞。前者体积最大,细胞核也最大,核内常可见到粗大的染色体;后者外形略小,由于其存在的时间较短,故在切片中不易见到。最内层是精子细胞,体积最小,细胞核圆形,着色较深。精子位于

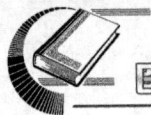

生精小管的管腔内,多紧靠精子细胞,头呈点状,染色极深;尾多被切断,不易见到。

在生精细胞之间,可见从基膜伸达管腔的支持细胞,轮廓不易辨认,其细胞质染色较浅,细胞核呈卵圆形,核仁明显。

(2)间质细胞:单个或成群分布于睾丸间质内。细胞较大,呈圆形或多边形,细胞质染成淡红色,细胞核大而圆,着色较浅。

(二)子宫(增生期子宫切片,HE染色)

1.肉眼观察:染成紫蓝色的部分为子宫内膜,染成红色的部分主要是子宫肌层。

2.低倍观察:由子宫内膜向子宫外膜逐层观察。

(1)子宫内膜:浅层为单层柱状上皮,染成淡紫色。上皮深面为固有层,由较致密的结缔组织构成,其内可见由单层柱状上皮构成的子宫腺和许多小血管。

(2)子宫肌层:为很厚的平滑肌。肌层的层次不很明显,肌层之间有许多较大的血管。

(3)子宫外膜:浅层为间皮,深层为结缔组织。

三、观察并绘图

卵巢(卵巢切片,HE染色)

1.肉眼观察:标本呈圆形或椭圆形,在紫红色的组织中可见几个色浅、近似圆形的泡状结构,为生长卵泡。

2.低倍观察:卵巢皮质位于卵巢的周围部,其内有许多不同发育阶段的卵泡。卵巢髓质位于卵巢的中央部,由疏松结缔组织及血管等构成。

3.高倍观察:主要观察卵巢皮质。

(1)原始卵泡:位于卵巢皮质的浅层。其中央有一个大而圆的卵母细胞,染色较浅;围绕在它周围的一层扁平细胞,即卵泡细胞。

(2)生长卵泡:多处于不同发育阶段,故其大小和形态结构并不完全相同,但都具有以下一个、数个或全部特点:①卵泡和卵母细胞的体积均较大;②卵母细胞的周围有嗜酸性的透明带;③卵泡细胞呈立方形,可排成单层或多层;④卵泡细胞之间有大小不一的卵泡腔;⑤出现放射冠;⑥卵泡周围的结缔组织形成卵泡膜。

(3)成熟卵泡:其结构与晚期的生长卵泡相似,但体积更大,并向卵巢表面凸出。这种卵泡因取材不易,很难见到。

(4)黄体:被结缔组织分隔成不规则的细胞团或索,细胞团索之间有丰富的毛细血管,黄体细胞体积较大,呈多边形,核圆,胞质呈浅粉红色空泡状。

选择一个结构较典型的生长卵泡,在低倍镜下绘图,并注明初级卵母细胞、透明带、放射冠、卵泡腔和卵泡膜。

(董振伟　应志国)

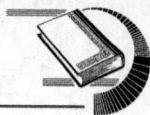

实验十五　脉管系统

【实验目的与要求】

1. 掌握心的形态、位置、心各腔结构及其相互关系。
2. 了解心包的分布和心包腔的构成。
3. 了解肺动脉、静脉的行程和流注关系。
4. 掌握主动脉的行程、分布及各部的主要分支和分布。
5. 掌握上、下腔静脉的合成、位置和主要属支的名称及收集范围。
6. 在标本和模型上指出临床护理工作中常用的静脉。
7. 掌握肝门静脉的组成、主要属支及收集范围,辨认肝门静脉与上、下腔静脉系的吻合。
8. 掌握胸导管和右淋巴导管的行程、注入部位和收集范围。
9. 了解全身主要淋巴结群的名称、位置及其流注关系。
10. 掌握脾的位置、形态。

【实验材料】

1. 胸腔解剖标本,胸腔纵隔标本(十字形切开心包)。
2. 完整的离体心标本和心模型,切开心房和心室的离体心标本和模型,示心传导系的牛心标本或模型。
3. 头颈、上肢、躯干后壁、盆部和下肢、腹腔脏器的动、静脉标本,肝门静脉标本或模型。
4. 胸导管及右淋巴导管标本或模型。
5. 全身浅淋巴结及胸、腹、盆腔淋巴结标本或模型。
6. 脾及小儿胸腺标本。

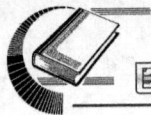

【实验内容与方法】

一、心

(一)心的位置和外形

观察心的位置及与肺、胸膜、胸骨和肋的毗邻关系。

心的外形：心尖、心底,胸肋面、膈面,右心耳、左心耳,心左缘、心右缘、心下缘,冠状沟、前室间沟和后室间沟。

结合标本描述心的体表投影。

(二)心腔的形态

右心房：梳状肌,上腔静脉口,下腔静脉口,右房室口,冠状窦口,卵圆窝。

右心室：右房室口及右房室瓣(三尖瓣),肺动脉口及肺动脉瓣,肉柱。

左心房：梳状肌,肺静脉口和左房室口。

左心室：左房室口及左房室瓣(二尖瓣),腱索,乳头肌,主动脉口及主动脉瓣。

(三)心的传导系统

借助牛心或羊心标本观察窦房结、房室结、房室束及左、右束支的分支和分布。

(四)心的血管

在主动脉的根部附近寻认左、右冠状动脉的起始,并追踪观察其行程、分支和分布。在冠状沟的后部寻认冠状窦。

(五)心包

辨认纤维心包和浆膜心包,区分浆膜心包的脏层和壁层,观察心包腔的构成。

二、肺循环的血管

肺动脉干、左右肺动脉、肺静脉、动脉韧带。

三、体循环的动脉

(一)主动脉

升主动脉、主动脉弓(头臂干、左颈总动脉、左锁骨下动脉)、降主动脉。

(二)头颈部的动脉

左、右颈总动脉。颈内动脉、颈外动脉及分支(甲状腺上动脉、面动脉、颞浅动

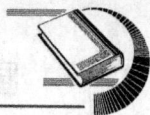

脉、上颌动脉）。

（三）锁骨下动脉和上肢的动脉

锁骨下动脉及分支（椎动脉、胸廓内动脉、甲状颈干），腋动脉，肱动脉，尺动脉，桡动脉，掌浅弓和掌深弓。注意肱动脉与肱二头肌腱的位置关系。

（四）胸部的动脉

观察肋间后动脉在肋间隙内的走行部位、分支和分布。

（五）腹部的动脉

1. 不成对的动脉：

（1）腹腔干：观察其分支胃左动脉、肝总动脉、脾动脉。总结胃的动脉供应和各动脉的走行部位。

（2）肠系膜上动脉：观察其行程和分支的分布。注意阑尾动脉的行经部位。

（3）肠系膜下动脉：观察其行程和分支的分布。

2. 成对的动脉：肾动脉、肾上腺中动脉和睾丸动脉。

（六）盆部和下肢的动脉

髂总动脉、髂内动脉（子宫动脉、阴部内动脉）、髂外动脉（腹壁下动脉）。注意子宫动脉的行程和分布，及其与输尿管的位置关系。

（七）下肢的动脉

股动脉，腘动脉，胫前动脉（足背动脉），胫后动脉。观察股动脉与髂外动脉的移行关系；及其与股神经和股静脉的位置关系。

在活体上确定颞浅动脉、面动脉、肱动脉、股动脉等的压迫止血点和测听血压的部位。

在活体上触摸颈总动脉、桡动脉、股动脉、足背动脉等的搏动。

四、体循环的静脉

（一）上腔静脉系

注意上腔静脉在纵隔内的位置，检查它的合成、行程和注入部位。

1. 头颈部的静脉：观察颈内静脉的行程，以及它与锁骨下静脉共同形成的静脉角。在面部辨认与面动脉伴行的面静脉，并寻认它的注入部位。观察颈外静脉的收集范围和注入部位。

2. 上肢的静脉：观察上肢的浅静脉（头静脉、贵要静脉、肘正中静脉）的起始、行

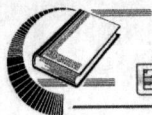

程和注入部位。

3.胸部的静脉：检查奇静脉行程、注入部位和收集范围。

（二）下腔静脉系

检查下腔静脉合成、行程和注入部位。

1.盆部的静脉：髂总静脉、髂内静脉、髂外静脉的位置。

2.下肢的静脉：注意股静脉与股动脉的位置关系，以及股静脉与髂外静脉的移行部位。下肢的浅静脉有两条主干，即大隐静脉和小隐静脉，确认它们的起始、行程和注入部位。

3.腹部的静脉：肾静脉、睾丸静脉、肝静脉。在肝十二指肠韧带内，胆总管和肝固有动脉的后方寻认肝门静脉，观察它的合成和注入部位，辨认食管静脉丛、直肠静脉丛和脐周静脉网，并由此追踪观察肝门静脉高压时的侧支循环途径。

指认护理工作中常用的上、下肢浅静脉。

五、淋巴系统

（一）胸导管及右淋巴导管

辨认两淋巴导管起始、走行与周围结构的毗邻关系，寻找胸导管起始处膨大的乳糜池。

（二）全身重要的淋巴结群

颈外侧浅、深淋巴结及下颌下淋巴结，腋淋巴结，腹股沟浅深淋巴结等。

（三）淋巴器官

脾和胸腺的位置及形态。

（朱祖明　倪晶晶）

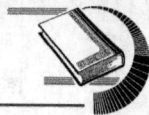

实验十六　脉管系统组织

【实验目的与要求】

1.掌握心壁的微细结构。

2.了解大动脉管壁的微细结构。

3.熟悉中动脉和中静脉管壁的微细结构。

4.掌握淋巴结的微细结构。

5.了解脾、胸腺的微细结构。

【实验材料】

1.心室壁切片。

2.大动脉切片。

3.中动脉、中静脉切片。

4.淋巴结切片。

5.脾切片。

6.胸腺切片。

【实验内容与方法】

一、示教

1.大动脉:大动脉切片(雷锁辛品红染色)。

2.小动脉:中动脉、中静脉切片(HE染色)。

3.脾:脾切片(HE染色)。

4.胸腺:胸腺切片(HE染色)。

二、观察

(一)心(心室壁切片,HE染色)

1.肉眼观察:组织呈红色带状,其凹凸不平的一面为心腔面。

2.低倍观察:区分心内膜、心肌膜、心外膜,心肌膜最厚,心外膜次之。

3.高倍观察:①心内膜较薄,表面为由一层内皮细胞构成的内皮;内皮外周的一薄层结缔组织,染色较深,为内皮下层;再向外为心内膜下层,着色较浅,主要为疏松

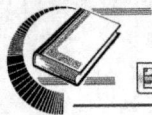

结缔组织;在心内膜下层还可见到不同切面的浦肯野纤维,它较一般心肌纤维粗大,染色也较浅淡。②心肌膜,详见心肌组织。③心外膜为浆膜,其表层为间皮,间皮下有少量的结缔组织及脂肪细胞。

(二)中动脉和中静脉(中动脉和中静脉切片,HE染色)

1.肉眼观察:标本中壁厚、腔圆而小的为中动脉;壁薄、腔大而不规则的是中静脉。

2.低倍观察:中动脉由管腔面向外,依次分内膜、中膜和外膜。中膜最厚,外膜次之。

3.高倍观察:

(1)内膜:很薄。内皮细胞的轮廓不清晰,但细胞核很明显;内皮外为内皮下层,是少量结缔组织;内弹性膜是内膜与中膜的分界线,因管壁收缩而呈波浪状、亮红色的线状结构。

(2)中膜:最厚,主要由20层左右环形的平滑肌纤维构成,内有少量弹性纤维。

(3)外膜:较中膜稍薄,主要由结缔组织构成,含有小血管和小神经,外膜在接近中膜处有较发达的弹性纤维,呈长短不一的亮红色小片状或线状结构。

在低倍镜下观察中静脉,其管壁较中动脉薄,也分内膜、中膜和外膜三层,但其界限不如中动脉明显。

三、观察并绘图

淋巴结(淋巴结切片,HE染色)

1.肉眼观察:在薄层红色的被膜深部染色较深的是皮质;中央部染色较浅的是髓质。

2.低倍观察:淋巴结表层染成淡红色的薄膜,是结缔组织构成的被膜。淋巴结实质内长短不等的淡红色棒状结构是小梁。

(1)皮质:浅皮质内由淋巴组织聚集成的圆形结构即淋巴小结,淋巴小结中央染色较浅的区域为生发中心,弥散于皮质深层的淋巴组织是深皮质。淋巴小结与被膜之间,以淋巴小结与小梁之间的染色浅淡区为皮质淋巴窦。

(2)髓质:髓质内由淋巴组织聚集成的条索状结构即髓索。髓索之间和髓索与小梁之间的染色浅淡区是髓质淋巴窦。

3.高倍观察:淋巴小结、深皮质及髓索主要由淋巴细胞组成;皮质或髓质的淋巴窦由内皮细胞围成,窦内散在的细胞主要是淋巴细胞、网状细胞和巨噬细胞。

在低倍镜下绘淋巴结图,注明被膜、小梁、皮窦、淋巴小结、生发中心、深皮质(副皮质区)、髓索及髓窦。

(徐忠勇　朱祖明)

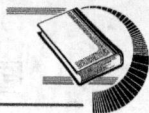

实验十七　感觉器

【实验目的与要求】

1.掌握眼球壁的层次和各层的分部及形态。

2.熟悉眼球内容物的组成及其形态。

3.了解眼副器的形态和结构。

4.了解外耳道的形态,熟悉鼓膜的位置和形态。

5.掌握鼓室的位置和毗邻,了解乳突小房和咽鼓管的位置以及其各自的沟通关系。

6.了解迷路各部的位置和形态,掌握位、听觉感受器的位置。

【实验材料】

1.眼球标本或模型,眼副器标本或模型。

2.新鲜猪或牛眼球冠状切标本和矢状切标本。

3.耳的标本或模型,听小骨标本或模型,内耳模型。

【实验内容与方法】

一、视器

(一)眼球

1.取眼球标本或模型,观察其外形,寻认视神经的附着部位。

2.取眼球冠状切面的前半部标本或模型,由后向前观察,可见玻璃体、晶状体。移除晶状体,观察其前方的虹膜和瞳孔。眼球壁外层前部的透明薄膜是角膜,角膜与晶状体之间的间隙被虹膜分为前、后两部分,即眼球的前房和后房。

3.取眼球冠状切面的后半部标本或模型,透过玻璃体,可见乳白色的视网膜(活体上呈棕红色)。视网膜后部偏鼻侧有视神经盘,其与视神经附着处相对。自视神经盘向四周有视网膜小动、静脉。视网膜易从眼球壁剥离,移除玻璃体和视网膜,可

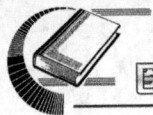

见到一层呈黑褐色的脉络膜,它的外层为乳白色的巩膜。

4.取眼球的矢状切面标本或模型,先观察眼球的前房、后房、晶状体和玻璃体,再由前向后观察眼球壁各层结构。

在活体上辨认角膜、巩膜、虹膜和瞳孔等结构。

(二)眼副器

1.在活体上观察睑缘、内眦、外眦、泪点、球结膜和睑结膜等结构。

2.在泪器、眼球外肌标本和模型上观察泪腺、泪小管、泪囊和鼻泪管以及各眼球外肌的位置。

二、前庭蜗器

(一)外耳

利用标本、模型并结合活体观察耳廓形态、外耳道的分部和弯曲,鼓膜的位置及形态。

(二)中耳

在模型上观察鼓室的位置与形态,辨认前庭窗、蜗窗及各听小骨的位置,乳突小房和咽鼓管与鼓室的连通关系。

(三)内耳

1.骨迷路:在模型上辨认骨半规管、前庭和耳蜗。观察 3 个半规管上膨大的骨壶腹及前庭外侧壁上的前庭窗和蜗窗,观察蜗轴、蜗螺旋管和骨螺旋板的形态。

2.膜迷路:在模型上观察膜半规管、椭圆囊、球囊和蜗管,寻认壶腹嵴、椭圆囊斑、球囊斑、螺旋器、前庭阶和鼓阶的位置。

(董振伟　余文富)

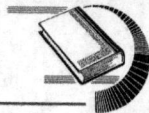

实验十八　皮　肤

【实验目的与要求】

1. 掌握皮肤的组织结构。
2. 了解汗腺、皮脂腺和毛发的基本结构。

【实验材料】

1. 皮肤模型。
2. 手指皮肤切片。
3. 头皮切片。

【实验内容与方法】

一、示教

指皮：人指皮切片（HE 染色）。

二、观察

（一）头皮切片（HE 染色）

1. 肉眼观察：为一块长条形的组织，一面为蓝紫色的细线即表皮，表皮下面染成红色的为真皮，真皮下面的疏松结缔组织为皮下组织。在真皮中有一些斜行的蓝紫色结构即为毛囊，毛囊包裹着毛发。

2. 低倍观察：

（1）表皮：是角化的复层扁平上皮，较薄，角质层也薄，有些部位可见表皮下陷而成毛囊，内含毛。毛伸出皮肤表面的部分为毛干。

（2）真皮：较薄，由致密结缔组织组成，其内含许多毛囊、汗腺、皮脂腺及立毛肌。

（3）皮下组织：含大量的脂肪组织，毛囊、毛球、汗腺可伸至此层。可用低倍镜和高倍镜结合观察。

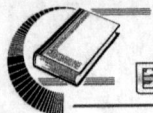

（二）毛

毛分为毛干、毛根、毛球三部分。观察毛囊、毛球和毛乳头。位于毛囊钝角侧的一束斜形平滑肌为立毛肌，其一端附着在毛囊的结缔组织鞘，另一端则附于真皮乳头层。

皮脂腺：位于毛囊上部边缘的较大的泡状结构，由复层腺上皮围成。观察其位置和开口部位。

汗腺：多位于真皮深处或皮下组织，是成团的小管切面，观察其分泌部的位置和导管的开口部位。

（余文富　倪晶晶）

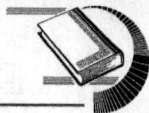

实验十九　中枢神经系统

【实验目的与要求】

1. 熟悉脊髓的位置、外形及灰质、白质的分部。
2. 熟悉脑的分部、外形及其与有关脑神经的连接关系。
3. 了解第四脑室的位置及外形。
4. 了解间脑的位置、分部及第三脑室的位置。
5. 掌握大脑半球各面的主要沟、回和分叶。
6. 了解脑和脊髓被膜的配布及硬膜外隙、蛛网膜下隙的位置。
7. 了解颈内动脉和椎动脉在颅内的行程、分支和分布以及大脑动脉环的位置和组成。

【实验材料】

1. 离体脊髓标本,切除椎管后壁的脊髓标本,脊髓横切面模型。
2. 整脑标本,脑正中矢状切面标本。
3. 脑干和间脑标本,电动脑干模型或脑神经核模型,小脑水平切面标本。
4. 大脑水平切面标本,基底核模型,脑室标本或模型,硬脑膜标本,包有蛛网膜的整脑标本。

【实验内容与方法】

一、脊髓

(一)脊髓的外形

取离体脊髓标本,自上而下观察颈膨大、腰骶膨大、脊髓圆锥及终丝。

(二)脊髓的位置和脊髓节段

各对脊神经的根丝连接一段脊髓,称一个脊髓节段,故脊髓分为 31 个节段。

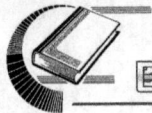

（三）脊髓的内部结构

脊髓中央管的位置，灰质、白质的分部。

二、脑

（一）概况

脑分为脑干、小脑、间脑和端脑，端脑掩盖间脑。注意它们的位置关系。

（二）脑干

脑干自下而上分为延髓、脑桥和中脑三部分。

1.腹侧面观察：

（1）延髓：前正中裂；前外侧沟，沟内有舌下神经相连；锥体和锥体交叉。

（2）脑桥：基底沟，桥臂上连接三叉神经。

（3）中脑：大脑脚，脚间窝，窝内有动眼神经穿出。

2.背侧面观察：

（1）延髓：后正中沟；后外侧沟，沟内有舌咽、迷走和副神经连脑。

（2）脑桥：菱形窝。

（3）中脑：上、下丘；下丘下方有滑车神经连脑。

3.脑干内部结构：用脑干神经核电动模型显示脑干内神经核团及上、下行纤维束。

4.第四脑室：在脑的正中矢状切面标本上，观察第四脑室的位置和形态，及其与中脑水管和中央管的连通关系；在整脑标本上，在菱形窝下角的正上方寻查第四脑室正中孔，在延髓脑桥和小脑连接部附近寻查第四脑室外侧孔。

（三）小脑

观察小脑外形，确认小脑蚓、小脑半球、小脑扁桃体。

（四）间脑

间脑位于中脑上方，主要包括丘脑和下丘脑，观察其外形。

（五）端脑

在整脑标本上观察两大脑半球之间的大脑纵裂及其裂底的胼胝体，大脑半球和小脑之间的大脑横裂。

1.大脑半球外形：取大脑半球标本，首先辨认其上外侧面、内侧面和下面。然后依次观察：大脑半球的叶间沟（外侧沟、中央沟、顶枕沟）和分叶（额叶、顶叶、枕叶、颞叶、岛叶），大脑半球上外侧面的主要沟和回（中央沟、中央前沟、中央后沟、中央前

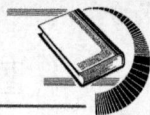

回、中央后回、额中回、额下回、颞上沟、颞横回、角回、缘上回），大脑半球内侧面的主要沟和回（距状沟、扣带回、中央旁小叶、侧副沟、海马旁回、钩）。

2.大脑半球的内部结构：在大脑水平切面标本上，观察大脑皮质、基底核、内囊、联络纤维。取脑室标本或模型观察侧脑室的形态及脉络丛的形态，注意其沟通关系。

3.脑和脊髓的被膜、血管：

（1）脑和脊髓的被膜：取已切除椎管后壁的脊髓标本，由外向内逐层观察硬膜、蛛网膜和软膜三层被膜；观察硬膜外隙和蛛网膜下隙，并注意两者的形成、位置和内容。取硬脑膜标本，注意硬脑膜形成的特殊结构（大脑镰、小脑幕、上矢状窦、海绵窦）。

（2）脑和脊髓的血管：观察大脑动脉环的形态和组成，辨认大脑中动脉、大脑前动脉、大脑后动脉、颈内动脉和椎动脉。

（李旭升　胡　勇）

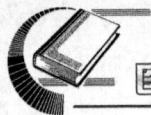

实验二十　周围神经系统

【实验目的与要求】

1.熟悉脊神经的分布概况。

2.了解颈丛、臂丛、腰丛和骶丛的组成及位置。

3.掌握各神经丛的重要分支和分布。

4.了解胸神经前支的行程和分布。

5.掌握 12 对脑神经的名称。

6.了解各对脑神经的连脑部位、行程和分布。

7.了解交感干的组成和位置。

【实验材料】

1.脊神经标本,头颈及上肢肌、血管和神经标本,胸神经标本,腹下壁、下肢肌的血管和神经标本。

2.头部正中矢状切面标本,三叉神经标本和模型,面部浅层结构标本,切除脑的颅底标本,迷走神经和膈神经标本。

3.除去胸、腹脏器的腋中线冠状切胸、腹腔后壁标本。

【实验内容与方法】

一、脊神经

（一）脊神经分布概况

在脊神经标本上,自上而下计数,并观察颈、胸、腰、骶和尾神经的对数,寻认它们穿出椎管的部位。

（二）脊神经丛和胸神经前支

1.颈丛:取头颈和上肢肌、血管神经标本,在胸锁乳突肌后缘的中点,寻认颈丛各皮支并观察其行程和分布,追踪观察膈神经。

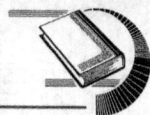

2.臂丛:利用头颈及上肢肌、血管和神经标本,先在锁骨中点的后方寻认臂丛,观察臂丛的主要分支(腋神经、肌皮神经、正中神经、尺神经和桡神经),注意其行程和分布。

3.胸神经前支:取胸神经标本观察肋间神经和肋下神经,注意其经行与肋间血管的关系。

4.腰丛:取腹下壁、下肢肌的血管和神经标本,先在腰大肌的深面观察腰丛的组成,然后观察其主要分支(股神经和闭孔神经),注意其行程和分布。

5.骶丛:取腹下壁、下肢肌的血管和神经标本,在盆腔内梨状肌的前方观察该丛的组成,然后观察其主要分支(臀上神经、臀下神经、阴部神经和坐骨神经,其中坐骨神经又分为胫神经和腓总神经),注意其行程和分布。

(三)脑神经

脑神经共 12 对,它们各自的连脑部位已分别在脑干、间脑和端脑中观察,现在主要观察各对脑神经出颅时所穿过的孔、裂,及其行程、分支和分布。

1.各对脑神经的连脑部位:①端脑:嗅神经;②间脑:视神经;③中脑:动眼神经、滑车神经;④脑桥:三叉神经、展神经、面神经和前庭蜗神经;⑤延髓:舌咽神经、迷走神经、副神经和舌下神经。

2.各对脑神经的行程、分支和分布:①嗅神经;②视神经、动眼神经、滑车神经及展神经;③三叉神经:三叉神经节、眼神经、上颌神经、下颌神经;④面神经;⑤前庭蜗神经;⑥舌咽神经;⑦迷走神经:喉上神经、颈心支、喉返神经,注意喉上、喉返神经与甲状腺动脉的解剖应用关系;⑧副神经;⑨舌下神经。

二、内脏神经

内脏神经可分为内脏运动神经和内脏感觉神经两种。内脏运动神经按其功能和分布又可分为交感神经和副交感神经。

在脊柱的两侧观察交感干:每条交感干有 22～24 个神经节,借节间支呈串珠状相连,又有交通支与脊神经相连;按其所在的位置可分为颈部、胸部、腰部和盆部;下端在尾骨的前面两干合并,终于一个单节,称奇神经节。

(胡　勇　丁明星)

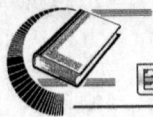

实验二十一　神经系统传导通路

【实验目的与要求】

1. 掌握躯干、四肢本体感觉和精细触觉传导通路。
2. 掌握躯干、四肢浅感觉传导通路。
3. 熟悉头面部浅感觉传导通路。
4. 了解视觉传导通路和瞳孔对光反射通路。
5. 熟悉运动传导通路。

【实验材料】

1. 躯干、四肢本体感觉和精细触觉传导通路模型与挂图,躯干、四肢的浅感觉传导通路模型与挂图,头面部的浅感觉传导通路模型与挂图,视觉传导通路和瞳孔对光反射通路模型与挂图。
2. 运动传导通路模型与挂图。

【实验内容与方法】

结合各种传导通路模型和挂图进行示教,依次对深、浅感觉传导通路,视觉、运动传导通路进行观察。观察时着重弄清楚各传导通路的性质,与脊髓内纤维束的关系,整个传导通路的各级神经元及其胞体所在位置、纤维交叉部位、纤维投射部位及其与效应器或感受器的关系等内容。

(应志国　倪晶晶)

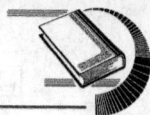

实验二十二　内分泌系统

【实验目的与要求】

1.掌握垂体、甲状腺、甲状旁腺和肾上腺的位置及形态。

2.掌握甲状腺、肾上腺皮质的微细结构。

3.了解腺垂体、甲状旁腺的微细结构。

【实验材料】

1.脑的正中矢状面标本或模型,垂体标本或模型。

2.甲状腺及甲状旁腺的标本或模型。

3.腹膜后间隙的解剖标本或模型,肾上腺的冠状切面标本或模型。

4.腺垂体、甲状腺、甲状旁腺及肾上腺的组织切片。

【实验内容与方法】

一、标本或模型观察

1.垂体:神经垂体及腺垂体。

2.甲状腺:侧叶、峡、锥体叶。

3.甲状旁腺。

4.肾上腺:皮质及髓质。

二、组织切片观察

(一)示教

1.腺垂体:垂体切片(HE 染色)。

2.甲状旁腺:甲状旁腺切片(HE 染色)。

(二)观察

肾上腺:肾上腺切片(HE 染色)。

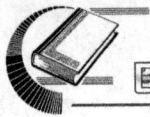

1. 肉眼观察:周边淡红色的为被膜,深部是染成深红色的皮质,轴心为染成红紫色的髓质。

2. 低倍观察:表面为结缔组织构成的被膜,染成红色。被膜的深面为较厚的皮质,由浅入深,依次是球状带、束状带和网状带。皮质的深面为髓质,内有较大的静脉。

3. 高倍观察:

(1)球状带:此带较窄。细胞较小,呈矮柱状或多边形,胞质染成紫蓝色。细胞排列成团。

(2)束状带:此带占皮质的大部分。细胞较大,呈多边形,胞质因脂滴被溶解而染色较浅,呈空泡状。细胞排列成束状。

(3)网状带:此带也较窄。细胞小,核小而染色深,胞质染成深红色。细胞呈索状排列,各索连接成网状。上述皮质各带的分界都不很明显。各带内有丰富的血窦。

(4)髓质:主要由髓质细胞构成。细胞呈多边形,胞浆被染成浅紫色。髓质细胞排列成索状、团状或连成网状。其内有丰富的血窦,髓质细胞间偶可见交感神经节细胞。

(三)观察并绘图

甲状腺:甲状腺切片(HE染色)。

1. 肉眼观察:实质染成深红色的片、环状结构。

2. 低倍观察:周围是浅红色的被膜;实质可见许多大小不等的甲状腺滤泡的断面,泡腔内有染成深红色的胶状物质。滤泡之间为甲状腺的间质。

3. 高倍观察:滤泡壁由单层上皮构成,大部分为立方形细胞。在甲状腺间质内和滤泡壁上有单个或成群的泡旁细胞,比甲状腺滤泡上皮细胞稍大,呈卵圆形,细胞质染色较浅。

在高倍镜下绘图,注明甲状腺滤泡上皮、泡腔(胶质)和泡旁细胞。

(朱祖明　徐忠勇)

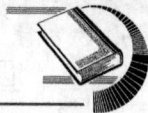

实验二十三 人体胚胎学概要

【实验目的与要求】

1. 了解卵裂的过程,掌握胚泡的结构特点。
2. 了解蜕膜的分部及各部的位置。
3. 了解胚盘的结构,三胚层的形成及早期分化所形成的主要结构。
4. 了解胎膜的位置,掌握胎盘、脐带及胎膜的结构和相互关系。
5. 了解常见的先天性畸形。

【实验材料】

1. 模型:包括卵裂、桑椹胚、胚泡、胚盘、第 2～4 周人胚、第 5～7 周人胚、神经管、体节、妊娠子宫的剖面。
2. 标本:脐带和胎盘的标本,不同时期的胚胎标本和一些常见的先天性畸形胚胎标本。
3. 幻灯片或录像片。

【实验内容与方法】

一、示教

放映有关胚胎学内容的幻灯片或录像片,并进行讲解。

二、模型或标本观察

1. 卵裂球:在模型上观察卵裂球形态、大小及细胞数量的变化,以及桑椹胚的形成。
2. 胚泡:在模型上观察胚泡的滋养层、胚泡腔、内细胞群的位置,以及它们之间的位置关系。
3. 蜕膜:在妊娠子宫剖面的模型上观察子宫蜕膜与胚胎的关系。即基蜕膜是位于胚胎与子宫肌层之间的部分;包蜕膜是包被于胚胎子宫的腔面部分;而壁蜕膜是

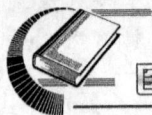

包蜕膜与基蜕膜以外的子宫内膜。

4.三胚层的形成与分化。

(1)内、外胚层及中胚层的形成:辨认胚盘的结构(外胚层、内胚层、羊膜腔、卵黄囊)。在第 2 周胚胎的模型上观察羊膜腔、卵黄囊、内外胚层、胚盘和绒毛膜等结构。

(2)中胚层的形成:在胚盘的模型上观察原条。原条在内、外胚层之间形成的细胞层即中胚层。在内、外胚层之间,自原条沿正中线向前延伸的索状结构是脊索。

(3)三胚层的早期分化:在第 3 周的胚胎模型上观察由外胚层早期分化形成的神经沟、神经褶;在第 4 周末的胚胎模型上观察由内胚层分化形成的原肠;在第 4 周末的胚胎横切模型上观察间介中胚层、侧中胚层和胚外体腔。

5.胎膜的观察。

(1)羊膜:位于胚外中胚层的内面,包于脐带的表面。羊膜围成的腔是羊膜腔。

(2)卵黄囊:其顶部被包入胚体,其余部分被包入脐带。

(3)绒毛膜:观察绒毛膜上的绒毛,辨别丛密绒毛膜与平滑绒毛膜。

(4)脐带:是连于胎儿与胎盘之间的一条圆索状结构,其内含有 2 条脐动脉、1 条脐静脉和卵黄囊等结构。在观察脐带的横切面模型上或标本上辨别脐动脉和脐静脉;观察标本或模型时注意脐带的粗细和长度。

6.胎盘的观察:在观察胎盘的模型或标本时要注意其形态、直径和厚度,辨别其母体面和胎儿面。母体面粗糙,有 15～20 个胎盘小叶,而胎儿面光滑。

7.常见的先天性畸形标本:无脑儿、脊柱裂、联体畸胎等。

三、观察图示

观察各系统常见的发育畸形图示。

(余文富　董振伟)

附录

人体形态学

实验报告

班级：＿＿＿＿＿＿＿＿

学号：＿＿＿＿＿＿＿＿

姓名：＿＿＿＿＿＿＿＿

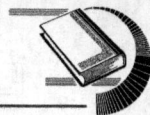

组织学实验报告

实验内容＿＿＿＿＿＿＿＿＿＿＿＿＿＿＿＿＿＿＿＿＿＿＿＿＿＿＿＿＿＿＿＿＿＿

组　织＿＿＿＿＿＿＿　染　色＿＿＿＿＿＿＿＿　放　大＿＿＿＿＿＿＿＿

实验日期＿＿＿＿＿年＿＿＿＿＿月＿＿＿＿＿日

成　绩＿＿＿＿＿＿＿＿　教　师＿＿＿＿＿＿＿＿

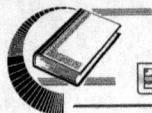

组织学实验报告

实验内容＿＿＿＿＿＿＿＿＿＿＿＿＿＿＿＿＿＿＿＿＿＿＿＿＿＿＿＿

组　织＿＿＿＿＿＿　　染　色＿＿＿＿＿＿　　放　大＿＿＿＿＿＿

实验日期＿＿＿＿年＿＿＿＿月＿＿＿＿日

成　绩＿＿＿＿＿＿　　教　师＿＿＿＿＿＿

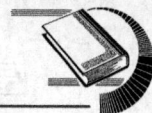

组织学实验报告

实验内容＿＿＿＿＿＿＿＿＿＿＿＿＿＿＿＿＿＿＿＿＿＿＿＿＿＿＿＿＿＿

组　织＿＿＿＿＿＿＿　　染　色＿＿＿＿＿＿＿　　放　大＿＿＿＿＿＿＿

实验日期＿＿＿＿年＿＿＿＿月＿＿＿＿日

成　绩＿＿＿＿＿＿＿　　教　师＿＿＿＿＿＿＿

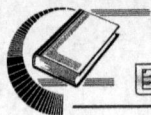

组织学实验报告

实验内容_____

组　织_____　　染　色_____　　放　大_____

实验日期_____年_____月_____日

成　绩_____　　教　师_____

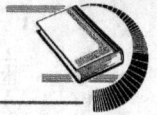

组织学实验报告

实验内容_____

组　织_____　　染　色_____　　放　大_____

实验日期_____年_____月_____日

成　绩_____　　教　师_____

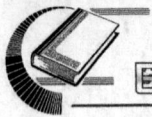

组织学实验报告

实验内容_____

组 织_____ 染 色_____ 放 大_____

实验日期_____年_____月_____日

成 绩_____ 教 师_____

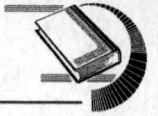

组织学实验报告

实验内容＿＿＿＿＿＿＿＿＿＿＿＿＿＿＿＿＿＿＿＿＿＿＿＿＿＿＿＿＿＿＿＿＿

组　织＿＿＿＿＿＿＿＿　染　色＿＿＿＿＿＿＿＿＿　放　大＿＿＿＿＿＿＿＿

实验日期＿＿＿＿＿年＿＿＿＿＿月＿＿＿＿＿日

成　绩＿＿＿＿＿＿＿＿　教　师＿＿＿＿＿＿＿＿

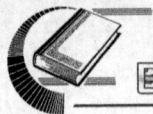

组织学实验报告

实验内容_____

组 织_____ 染 色_____ 放 大_____

实验日期_____年_____月_____日

成 绩_____ 教 师_____

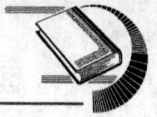

组织学实验报告

实验内容_____

组　织_____　　染　色_____　　放　大_____

实验日期_____年_____月_____日

成　绩_____　　教　师_____

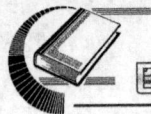

组织学实验报告

实验内容_____

组　织_____　　染　色_____　　放　大_____

实验日期_____年_____月_____日

成　绩_____　　教　师_____

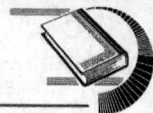

组织学实验报告

实验内容_____

组　织_____　　染　色_____　　放　大_____

实验日期_____年_____月_____日

成　绩_____　　教　师_____

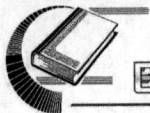

组织学实验报告

实验内容＿＿＿＿＿＿＿＿＿＿＿＿＿＿＿＿＿＿＿＿＿＿＿＿＿＿＿＿＿＿＿

组　织＿＿＿＿＿＿　　染　色＿＿＿＿＿＿　　放　大＿＿＿＿＿＿

实验日期＿＿＿＿年＿＿＿＿月＿＿＿＿日

成　绩＿＿＿＿＿＿＿　教　师＿＿＿＿＿＿＿

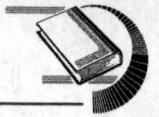

组织学实验报告

实验内容_____

组　织_____　　染　色_____　　放　大_____

实验日期_____年_____月_____日

成　绩_____　　教　师_____

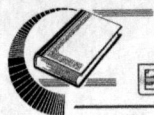

组织学实验报告

实验内容＿＿＿＿＿＿＿＿＿＿＿＿＿＿＿＿＿＿＿＿＿＿＿＿＿＿＿＿

组　织＿＿＿＿＿　　染　色＿＿＿＿＿　　放　大＿＿＿＿＿

实验日期＿＿＿＿年＿＿＿＿月＿＿＿＿日

成　绩＿＿＿＿＿　　教　师＿＿＿＿＿

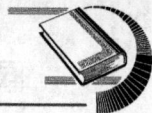

组织学实验报告

实验内容_____

组　织_____　　染　色_____　　放　大_____

实验日期_____年_____月_____日

成　绩_____　　教　师_____

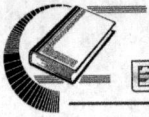

组织学实验报告

实验内容_____

组　织_____　染　色_____　放　大_____

实验日期_____年_____月_____日

成　绩_____　教　师_____

解剖学实验报告

实验内容＿＿＿＿＿＿＿＿＿＿＿＿＿＿＿＿＿＿＿＿＿＿＿＿＿＿＿＿＿＿＿＿

实验日期＿＿＿＿＿＿年＿＿＿＿＿＿月＿＿＿＿＿＿日

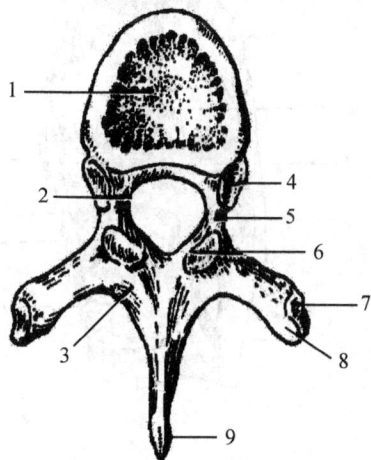

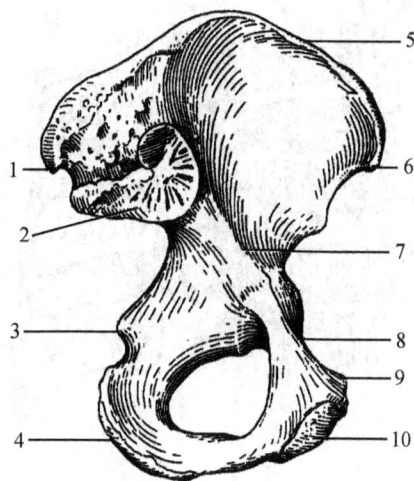

1.＿＿＿＿＿＿＿＿＿＿＿＿

2.＿＿＿＿＿＿＿＿＿＿＿＿

3.＿＿＿＿＿＿＿＿＿＿＿＿

4.＿＿＿＿＿＿＿＿＿＿＿＿

5.＿＿＿＿＿＿＿＿＿＿＿＿

6.＿＿＿＿＿＿＿＿＿＿＿＿

7.＿＿＿＿＿＿＿＿＿＿＿＿

8.＿＿＿＿＿＿＿＿＿＿＿＿

9.＿＿＿＿＿＿＿＿＿＿＿＿

1.＿＿＿＿＿＿＿＿＿＿＿＿

2.＿＿＿＿＿＿＿＿＿＿＿＿

3.＿＿＿＿＿＿＿＿＿＿＿＿

4.＿＿＿＿＿＿＿＿＿＿＿＿

5.＿＿＿＿＿＿＿＿＿＿＿＿

6.＿＿＿＿＿＿＿＿＿＿＿＿

7.＿＿＿＿＿＿＿＿＿＿＿＿

8.＿＿＿＿＿＿＿＿＿＿＿＿

9.＿＿＿＿＿＿＿＿＿＿＿＿

10.＿＿＿＿＿＿＿＿＿＿＿

成　绩＿＿＿＿＿＿＿　　教　师＿＿＿＿＿＿＿

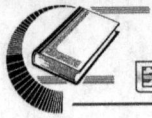

解剖学实验报告

实验内容_____

实验日期_____年_____月_____日

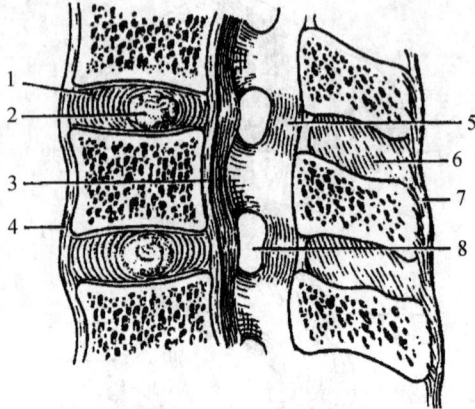

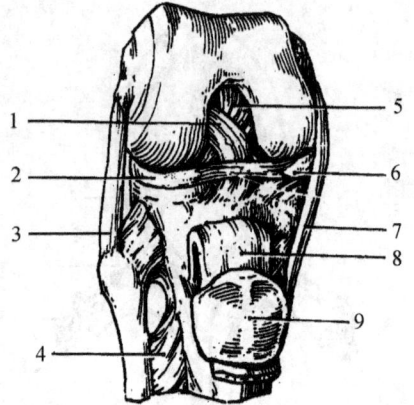

1._____

2._____

3._____

4._____

5._____

6._____

7._____

8._____

1._____

2._____

3._____

4._____

5._____

6._____

7._____

8._____

9._____

成 绩_____   教 师_____

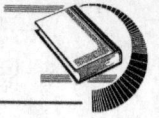

解剖学实验报告

实验内容＿＿＿＿＿＿＿＿＿＿＿＿＿＿＿＿＿＿＿＿＿＿＿＿＿＿＿＿

实验日期＿＿＿＿＿年＿＿＿＿＿月＿＿＿＿＿日

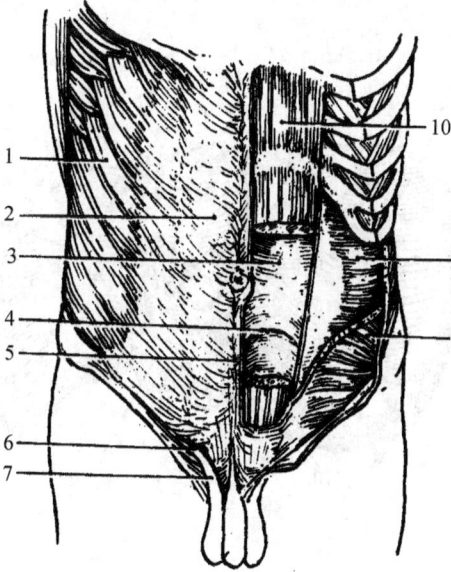

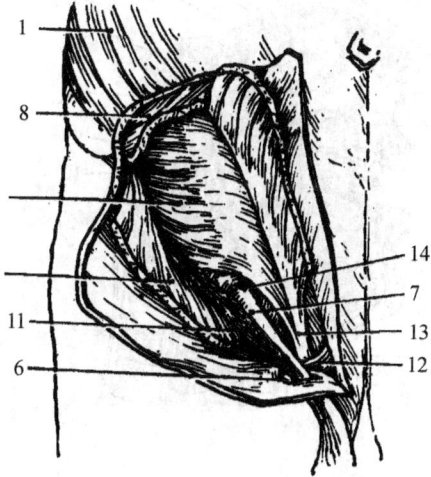

1.＿＿＿＿＿＿＿＿＿＿＿　　8.＿＿＿＿＿＿＿＿＿＿＿

2.＿＿＿＿＿＿＿＿＿＿＿　　9.＿＿＿＿＿＿＿＿＿＿＿

3.＿＿＿＿＿＿＿＿＿＿＿　　10.＿＿＿＿＿＿＿＿＿＿＿

4.＿＿＿＿＿＿＿＿＿＿＿　　11.＿＿＿＿＿＿＿＿＿＿＿

5.＿＿＿＿＿＿＿＿＿＿＿　　12.＿＿＿＿＿＿＿＿＿＿＿

6.＿＿＿＿＿＿＿＿＿＿＿　　13.＿＿＿＿＿＿＿＿＿＿＿

7.＿＿＿＿＿＿＿＿＿＿＿　　14.＿＿＿＿＿＿＿＿＿＿＿

成　绩＿＿＿＿＿＿　　教　师＿＿＿＿＿＿

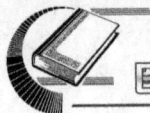
解剖学实验报告

实验内容_____

实验日期_____年_____月_____日

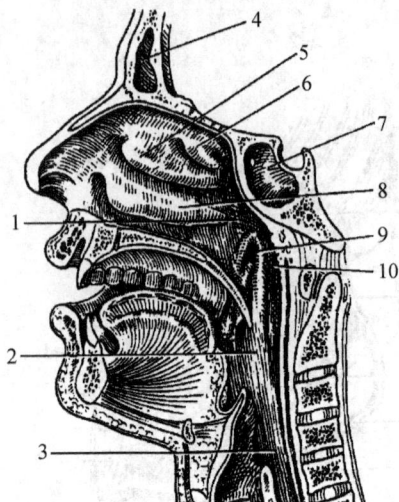

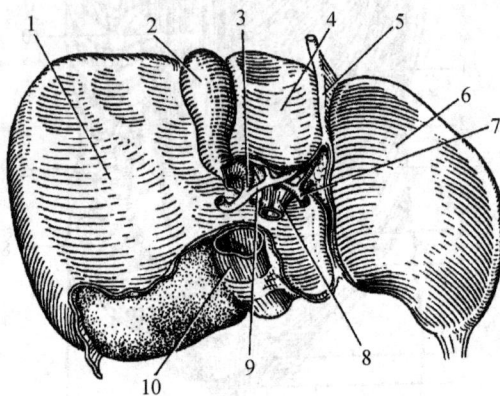

1. _____

2. _____

3. _____

4. _____

5. _____

6. _____

7. _____

8. _____

9. _____

10. _____

1. _____

2. _____

3. _____

4. _____

5. _____

6. _____

7. _____

8. _____

9. _____

10. _____

成　绩_____　　　　教　师_____

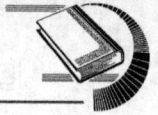

解剖学实验报告

实验内容_____

实验日期_____年_____月_____日

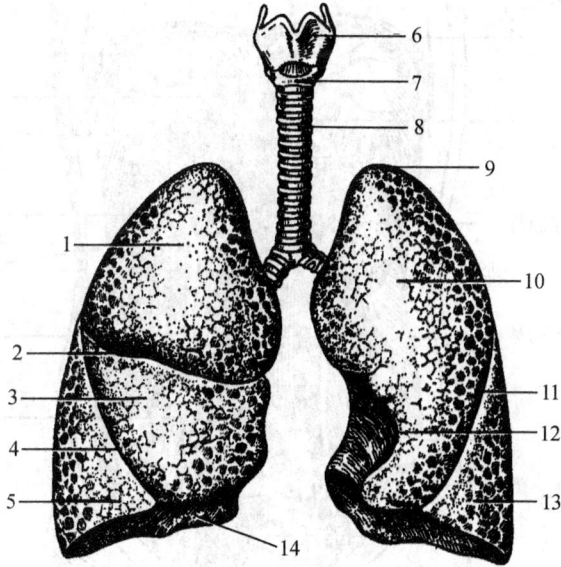

1. _____   8. _____

2. _____   9. _____

3. _____   10. _____

4. _____   11. _____

5. _____   12. _____

6. _____   13. _____

7. _____   14. _____

成 绩_____ 教 师_____

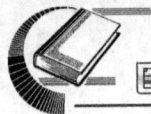

解剖学实验报告

实验内容_____

实验日期_____年_____月_____日

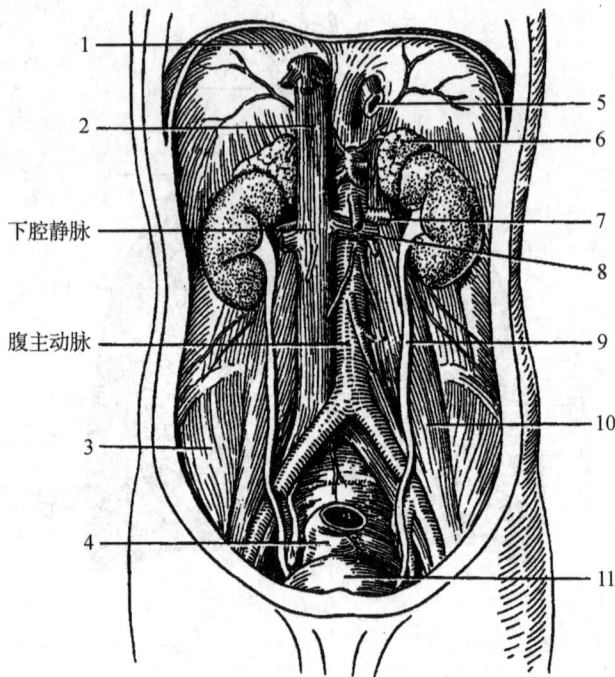

下腔静脉

腹主动脉

1. _____   7. _____
2. _____   8. _____
3. _____   9. _____
4. _____   10. _____
5. _____   11. _____
6. _____

成　绩_____　　教　师_____

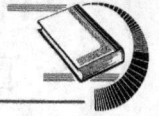

解剖学实验报告

实验内容 _____

实验日期 _____ 年 _____ 月 _____ 日

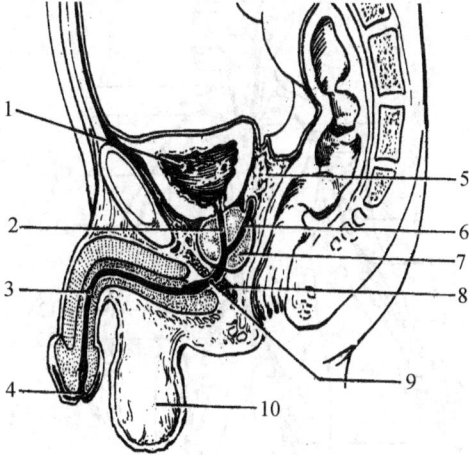

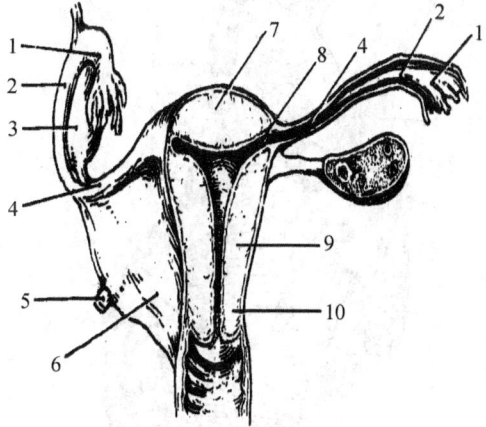

1. _____
2. _____
3. _____
4. _____
5. _____
6. _____
7. _____
8. _____
9. _____
10. _____

1. _____
2. _____
3. _____
4. _____
5. _____
6. _____
7. _____
8. _____
9. _____
10. _____

成　绩 _____　　教　师 _____

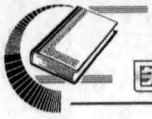

解剖学实验报告

实验内容_____

实验日期_____年_____月_____日

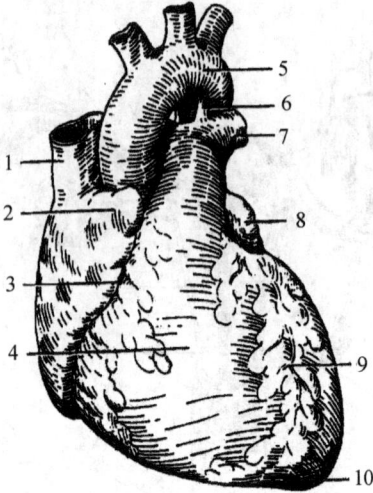

1. _____
2. _____
3. _____
4. _____
5. _____
6. _____
7. _____
8. _____
9. _____
10. _____

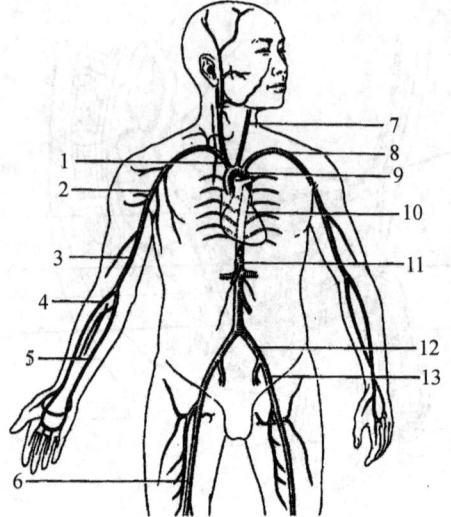

1. _____
2. _____
3. _____
4. _____
5. _____
6. _____
7. _____
8. _____
9. _____
10. _____
11. _____
12. _____
13. _____

成　绩_____　　教　师_____

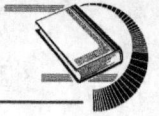

解剖学实验报告

实验内容＿＿＿＿＿＿＿＿＿＿＿＿＿＿＿＿＿＿＿＿＿＿＿

实验日期＿＿＿＿＿年＿＿＿＿＿月＿＿＿＿＿日

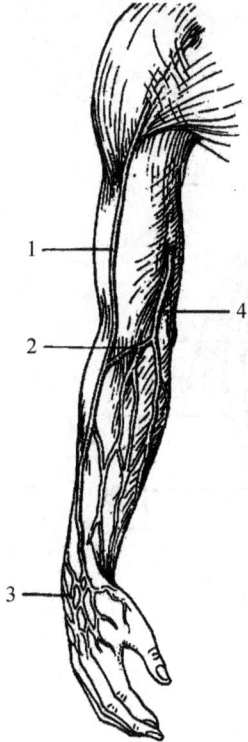

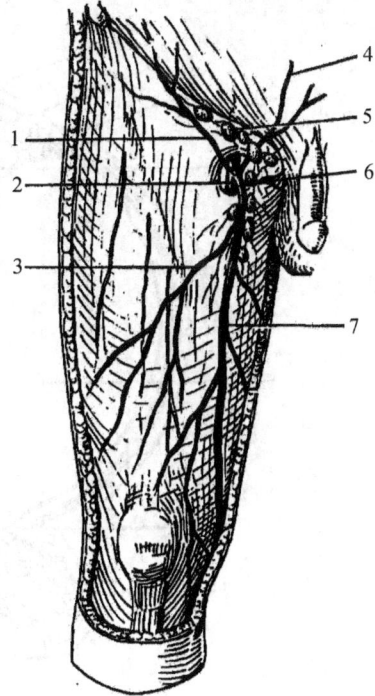

1.＿＿＿＿＿＿＿＿＿

2.＿＿＿＿＿＿＿＿＿

3.＿＿＿＿＿＿＿＿＿

4.＿＿＿＿＿＿＿＿＿

1.＿＿＿＿＿＿＿＿＿

2.＿＿＿＿＿＿＿＿＿

3.＿＿＿＿＿＿＿＿＿

4.＿＿＿＿＿＿＿＿＿

5.＿＿＿＿＿＿＿＿＿

6.＿＿＿＿＿＿＿＿＿

7.＿＿＿＿＿＿＿＿＿

成　绩＿＿＿＿＿＿　　教　师＿＿＿＿＿＿

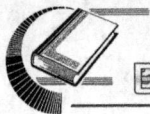

解剖学实验报告

实验内容＿＿＿＿＿＿＿＿＿＿＿＿＿＿＿＿＿＿＿＿＿＿＿＿＿＿＿＿

实验日期＿＿＿＿＿年＿＿＿＿＿月＿＿＿＿＿日

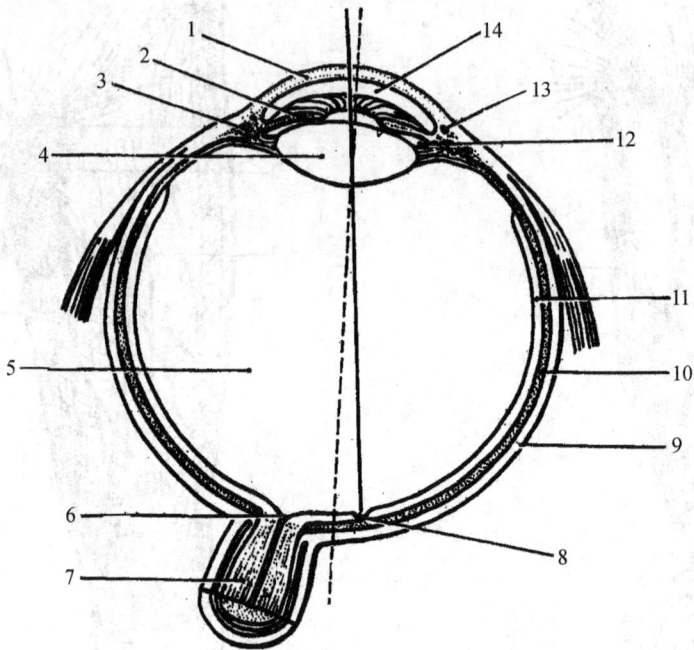

1.＿＿＿＿＿＿＿＿＿＿＿＿　　8.＿＿＿＿＿＿＿＿＿＿＿＿

2.＿＿＿＿＿＿＿＿＿＿＿＿　　9.＿＿＿＿＿＿＿＿＿＿＿＿

3.＿＿＿＿＿＿＿＿＿＿＿＿　　10.＿＿＿＿＿＿＿＿＿＿＿

4.＿＿＿＿＿＿＿＿＿＿＿＿　　11.＿＿＿＿＿＿＿＿＿＿＿

5.＿＿＿＿＿＿＿＿＿＿＿＿　　12.＿＿＿＿＿＿＿＿＿＿＿

6.＿＿＿＿＿＿＿＿＿＿＿＿　　13.＿＿＿＿＿＿＿＿＿＿＿

7.＿＿＿＿＿＿＿＿＿＿＿＿　　14.＿＿＿＿＿＿＿＿＿＿＿

成　绩＿＿＿＿＿＿＿＿＿　　教　师＿＿＿＿＿＿＿＿＿

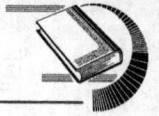

解剖学实验报告

实验内容＿＿＿＿＿＿＿＿＿＿＿＿＿＿＿＿＿＿＿＿＿＿＿＿＿＿＿＿＿＿＿＿

实验日期＿＿＿＿＿年＿＿＿＿＿月＿＿＿＿＿日

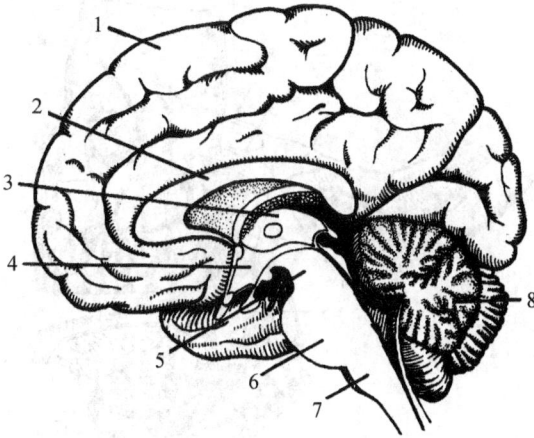

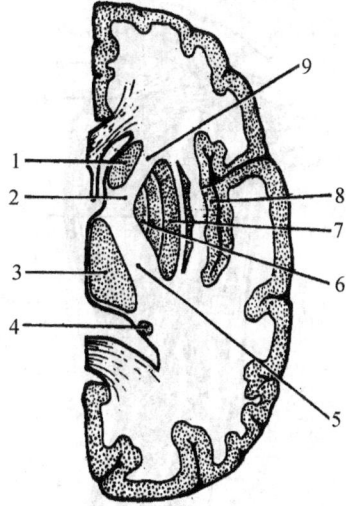

1.＿＿＿＿＿＿＿＿＿＿＿＿

2.＿＿＿＿＿＿＿＿＿＿＿＿

3.＿＿＿＿＿＿＿＿＿＿＿＿

4.＿＿＿＿＿＿＿＿＿＿＿＿

5.＿＿＿＿＿＿＿＿＿＿＿＿

6.＿＿＿＿＿＿＿＿＿＿＿＿

7.＿＿＿＿＿＿＿＿＿＿＿＿

8.＿＿＿＿＿＿＿＿＿＿＿＿

1.＿＿＿＿＿＿＿＿＿＿＿＿

2.＿＿＿＿＿＿＿＿＿＿＿＿

3.＿＿＿＿＿＿＿＿＿＿＿＿

4.＿＿＿＿＿＿＿＿＿＿＿＿

5.＿＿＿＿＿＿＿＿＿＿＿＿

6.＿＿＿＿＿＿＿＿＿＿＿＿

7.＿＿＿＿＿＿＿＿＿＿＿＿

8.＿＿＿＿＿＿＿＿＿＿＿＿

9.＿＿＿＿＿＿＿＿＿＿＿＿

成　绩＿＿＿＿＿＿＿＿　　　教　师＿＿＿＿＿＿＿＿

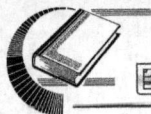

医学基础实验教程 形态学分册

解剖学实验报告

实验内容＿＿＿＿＿＿＿＿＿＿＿＿＿＿＿＿＿＿＿＿＿＿＿＿＿＿＿＿

实验日期＿＿＿＿年＿＿＿＿月＿＿＿＿日

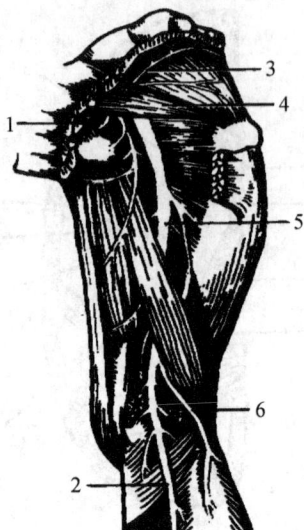

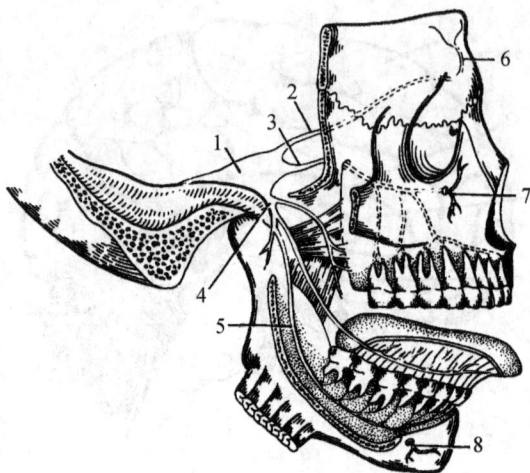

1.＿＿＿＿＿＿＿＿＿＿＿

2.＿＿＿＿＿＿＿＿＿＿＿

3.＿＿＿＿＿＿＿＿＿＿＿

4.＿＿＿＿＿＿＿＿＿＿＿

5.＿＿＿＿＿＿＿＿＿＿＿

6.＿＿＿＿＿＿＿＿＿＿＿

1.＿＿＿＿＿＿＿＿＿＿＿

2.＿＿＿＿＿＿＿＿＿＿＿

3.＿＿＿＿＿＿＿＿＿＿＿

4.＿＿＿＿＿＿＿＿＿＿＿

5.＿＿＿＿＿＿＿＿＿＿＿

6.＿＿＿＿＿＿＿＿＿＿＿

7.＿＿＿＿＿＿＿＿＿＿＿

8.＿＿＿＿＿＿＿＿＿＿＿

成　绩＿＿＿＿＿＿　　教　师＿＿＿＿＿＿

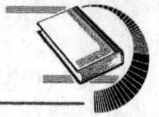

解剖学实验报告

实验内容 _____

实验日期 _____ 年 _____ 月 _____ 日

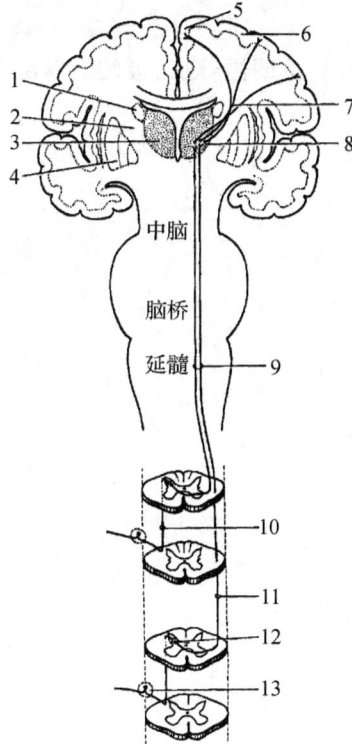

中脑

脑桥

延髓

1. _____   8. _____

2. _____   9. _____

3. _____   10. _____

4. _____   11. _____

5. _____   12. _____

6. _____   13. _____

7. _____

　　　　　　　　成　绩 _____　　教　师 _____

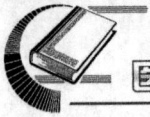

胚胎学实验报告

实验内容＿＿＿＿＿＿＿＿＿＿＿＿＿＿＿＿＿＿＿＿＿＿＿＿＿＿＿＿＿＿＿＿＿

实验日期＿＿＿＿＿年＿＿＿＿＿月＿＿＿＿＿日

观察胚泡剖面模型并绘图,注明滋养层、极端滋养层、胚泡腔、内细胞群。

成　绩＿＿＿＿＿＿＿　教　师＿＿＿＿＿＿＿